RECHERCHES NOUVELLES

SUR LE PRINCIPE ACTIF

DE LA CIGUE (CONICINE)

ET DE SON MODE D'APPLICATION AUX

MALADIES CANCÉREUSES

et aux

ENGORGEMENTS RÉFRACTAIRES

PAR

LE DOCTEUR FRANCIS DEVAY,

MÉDECIN TITULAIRE DE L'HÔTEL-DIEU DE LYON,
Professeur suppléant (désigné) à l'École préparatoire de Médecine, Membre de la Société nationale de Médecine
et du Conseil de Salubrité du département du Rhône, etc.,

et M.-A. GUILLIERMOND, pharmacien,

Membre titulaire de la Société de Médecine
et du Conseil d'Hygiène et de Salubrité publiques, etc.

> Etsi cicutæ, [illegible] venenosæ sint, tamen sunt rerum naturalium species, et à Deo creatæ per se bonæ et ad mundi perfectionem absolvendam et complendam pertinent. [illegible] ipsæ [illegible] dubio etiam tales nobis [illegible], sed quæ in hac [illegible] humana imbecillitate nobis ignota sunt.
>
> JACOBI WEPFERI, Historia cicutæ aquaticæ, etc., cap. XXIII, p. [illegible]. 1733.

LYON
Charles SAVY, libraire-éditeur,
Place Bellecour, 14.

MONTPELLIER
SAVY, libraire, Grand'rue, 5.

1852

RECHERCHES NOUVELLES

SUR LE PRINCIPE ACTIF

DE LA CIGUË (CONICINE)

TRAVAUX DE M. LE DOCTEUR F. DEVAY.

Note relative à la préexistence dans le sang de certains principes immédiats des sécrétions. (*Gazette médicale de Paris*, 1842.) — Brochure in-8 de 16 pages.

Recherches et observations cliniques sur la nature et le traitement des fièvres graves (de la malignité). (*Revue médicale de Paris*, 1843.) — Brochure de 80 pages.

Mémoire sur le valérianate de zinc ; de son mode de préparation et de son application aux névralgies et aux migraines. (*Gazette médicale de Paris*, 1844.) — Brochure de 19 pages.

Mémoire sur le valérianate de quinine, etc.; de son emploi thérapeutique dans les fièvres et les névralgies intermittentes. (*Gazette médicale de Paris*, 1844.) Brochure de 20 pages.

Observations et réflexions sur l'empoisonnement par l'aconit-napel, (relation d'un cas grave suivi de guérison). — Paris, 1844 ; brochure d'une feuille.

Note et observations sur le diabète sucré. (*Gazette médicale de Paris*, 1849.) — Brochure de 1 feuille 1/2.

Etudes sur les prodromes des affections graves du cerveau considérés sous le rapport clinique, physiologique et médico-légal. (*Gazette médicale de Paris*, 1851.) — Brochure de 24 pages.

De la transfusion du sang, à propos d'un nouveau cas suivi de guérison (en collaboration avec le docteur Desgranges.) — Paris, 1852 ; brochure de 2 feuilles.

—

De la physiologie humaine et de la médecine dans leurs rapports avec la morale et la société. — Paris, Pitois-Levraut, 1840. (*Epuisé.*)

IMPRIMERIE DE CHANOINE A LYON.

RECHERCHES NOUVELLES

SUR LE PRINCIPE ACTIF

DE LA CIGUE (CONICINE)

ET DE SON MODE D'APPLICATION AUX

MALADIES CANCÉREUSES

et aux

ENGORGEMENTS RÉFRACTAIRES

PAR

LE DOCTEUR FRANCIS DEVAY,

MÉDECIN TITULAIRE DE L'HOTEL-DIEU DE LYON,
Professeur suppléant (désigné) à l'École préparatoire de Médecine, Membre de la Société nationale de Médecine
et du Conseil de Salubrité du département du Rhône, etc.,

et M.-A. GUILLIERMOND, pharmacien,

Membre titulaire de la Société de Médecine
et du Conseil d'Hygiène et de Salubrité publiques, etc.

> Etsi cicuta, napellus venena sint, tamen sunt rerum naturalium species, et à Deo creatæ per se bonæ et ad mundi perfectionem absolvendam et complendam pertinent, habentque ipsæ procul dubio etiam utiles nobis vires, sed quæ in hâc mortalis humanæ imbecillitate nobis ignotæ sunt.
>
> JACOBI WEPFERI, Historia cicutæ aquaticæ, etc., cap. XXIII, p. 389. 1733.

LYON
Charles SAVY, libraire-éditeur,
Place Bellecour, 14.

MONTPELLIER
SAVY, libraire, Grand'rue, 5.

1852

INTRODUCTION.

Ce petit livre ne renferme que des détails purement pratiques sur une question limitée de l'art de guérir. C'est l'appréciation expérimentale d'une substance que, les premiers, nous avons appliquée aux travaux de la thérapeutique. Nous avons laissé de côté toutes les questions théoriques qui se rattachent à la nature de l'affection redoutable contre laquelle nous proposons le nouveau remède. Ces considérations, quelque intéressantes qu'elles puissent être, étaient inutiles pour nous, dans une circonstance où nous n'avons pour but que de rechercher les meilleures conditions de traitement. Dans un ouvrage *ex professo* sur l'affection cancéreuse, il eût été sans doute important de s'arrêter sur la recherche des causes d'une maladie qui, d'année en année, semble prendre des proportions formidables, sur ses rapports avec d'autres états morbides généraux, tels que les diathèses scrofuleuses et syphilitiques, etc., enfin sur ses caractères anatomiques et microscopiques. Sous ce dernier aspect, l'histoire du cancer est de nos jours très-avancée; nous ajouterions même, si nous l'osions, trop avancée. En effet, l'étude minutieuse des altérations organiques, des métamorphoses plastiques, des cellules de nouvelle formation, etc., absorbant l'attention du médecin, la fixant sur une fatalité organique, l'a détournée des voies de l'observation des qualités virtuelles et dynamiques des médicaments. On dirait, en effet, que plus le médecin se complaît dans l'investigation des faits matériels, des détails anatomiques, — faits sans doute précieux à connaître, — plus il perd de vue ce que nous nommerions en médecine l'*unum necessarium*, l'indispensable, les moyens de guérison. Il est d'expérience vulgaire que les médecins qui font profession de foi d'anatomo-pathologisme, d'organicisme, qui sont les plus savants dans l'art de décrire les dégradations matérielles, sont les plus pauvres dans leurs ressources médicamenteuses. Il n'est pas d'écolier qui, suivant au lit du malade un grand maître de la science, au point de vue de l'anatomie pathologique, n'ait constaté la faiblesse de ses moyens d'action, et, en dernière analyse, un profond scepticisme en matière de thérapeutique. La doctrine explique tout cela : donnez, dans l'ordre pathologique, la suprématie aux lésions matérielles, placez-les au rang de causes, vous êtes saisi d'un incurable découragement. A quoi bon engager une lutte avec la destruction elle-même ? à quoi bon l'essai de médicaments? Ne le voyez-vous pas? le fait est accompli..... Par contre, les médecins vitalistes, ceux qui disent comme Bordeu : « Ce que les anatomistes démontrent n'est, pour ainsi dire, que la charpente et le squelette; *les médecins vont plus loin* », sont ceux qui font le plus de cas des agents de la matière médicale. Pénétrés de l'idée d'une cause active, qui n'est, dans le corps humain, qu'une parcelle de la providence universelle, voyant dans la maladie une sorte de fonction propre à l'état pathologique, ils reconnaissent la possibilité d'imprimer aux forces elles-mêmes une direction déterminée. Un produit morbide est pour eux quelque chose de surmontable. Aussi ne nous étonnons point si une faculté célèbre, accusée à tort de donner aux théories la plus large part, a été précisément celle où les agents actifs de la matière médicale ont toujours été le plus en honneur. Autant les praticiens qu'elle a formés savent respecter les déterminations salutaires de la nature, autant ils savent dans le danger pressant s'armer d'instruments éprouvés, faire agir des médicaments à grands effets. C'est chez eux le résultat d'une conviction. Bien des années avant l'apparition d'un hardi novateur en médecine, l'école de Montpellier enseignait que les maladies n'étaient que des altérations dynamiques de l'état de notre organisme; qu'il fallait pour les anéantir, des agents qui soient capables de produire des modifications dynamiques.

En d'autres termes, les médicaments guérissent les maladies d'une manière virtuelle et dynamique.

Un des besoins les plus impérieux de nos jours, c'est de pénétrer, si l'on peut s'exprimer ainsi, dans les entrailles de la thérapeutique, de faire donner à la matière médicale tout ce qu'elle peut donner. Grâce aux perfectionnements des études cliniques, la nature des maladies est mieux connue, l'indication est mieux saisie, mais l'excellence de l'agent curateur n'existe pas en proportion. De sorte que souvent le praticien qui épie le mieux le génie morbide, qui voit le plus sûrement les moyens d'en triompher, est quelquefois frappé d'impuissance au moment décisif; l'instrument a fait défaut. Le médicament peut échouer de deux manières : ou parce qu'il est mal préparé, ou bien, ce qui a lieu le plus souvent, parce que sa relation avec tel ou tel mode morbide est inconnue. C'est là que réside la plus grande lacune, c'est là que sont les plus importants *desiderata* de la science médicale élevée au rang de science positive. Un grand maître dans l'art de l'expérience, Bacon, mettait déjà de son temps le doigt sur la partie vulnérable de la médecine et donnait à cet égard des conseils qui sont encore écrits pour notre temps.

«Quant aux remèdes particuliers, dit-il, qui, en vertu d'une certaine propriété spécifique, conviennent à telle ou telle maladie, ou les médecins ne les connaissent pas assez, ou ils ne s'y attachent pas assez scrupuleusement, car ces derniers, grâce à leurs décisions magistrales, nous ont fait perdre tout le fruit des traditions et de l'expérience bien constatée, ajoutant une chose, en retranchant une autre, et changeant tout par rapport aux remèdes, sans autre règle que leur caprice, et faisant des espèces de quiproquos d'apothicaire. Mais en commandant si orgueilleusement à la médecine, ils ont fait que la médecine ne commande plus à la maladie. Si vous ôtez la thériaque, le mithridate, peut-être encore le diascordium, la confection de l'alkermès et quelques autres remèdes en petit nombre, il n'est presque point de médicament auquel ils s'astreignent avec assez de scrupule et de sévérité; car ces médicaments que l'on vend dans les boutiques sont plutôt faits pour les directions générales qu'appropriés aux cures particulières, et ils ne se rapportent spécialement à aucune maladie, mais seulement à certains effets généraux... Voilà pourquoi nous voyons des empiriques et des vieilles femmes réussir mieux dans les cures que les plus savants médecins, par cela qu'ils se sont attachés avec plus de scrupule et de fidélité à la composition de remèdes bien éprouvés. »

(*Dignité et accroissement des Sciences*, liv. 4.)

Ce langage est sévère, mais il frappe à propos. Il est certain que la direction imprimée à nos études nous distrait de l'appréciation, recueillie et dégagée, de prévention de ce qu'un médecin d'un grand renom appelle *l'esprit individuel* qui anime chaque médicament et le rend propre à guérir des états morbides particuliers. Cet esprit ne peut être touché du bout des doigts; il ne se fait connaître que par les effets qu'il détermine dans le corps vivant. La médecine hippocratique possède en elle-même le pouvoir d'avoir aussi sa matière médicale pure. Les médecins qui la mettent en pratique peuvent faire fructueusement, à un point de vue plus rationnel, ce que Hahnemann a fait avec une incontestable habileté. En mettant de côté l'action des doses infinitésimales, et la théorie qui établit un rapport de ressemblance entre l'action que les médicaments déterminent sur l'homme sain et les accidents morbides qu'ils sont appelés à conjurer, nous devrions, comme lui, expérimenter l'action dynamique des substances prises isolément et avec toutes les garanties de bonne préparation. Comme lui, nous devrions, mais allopathiquement, noter les changements particuliers, les symptômes, les modifications diverses qui résultent de leur action chez un malade atteint d'une affection chronique. De cette manière d'agir résulterait une connaissance plus précise des vertus médicinales des agents de la matière médicale, et de temps à autre peut-être la découverte d'un spécifique.

Les acquisitions de la thérapeutique sur la matière médicale, c'est-à-dire l'art de tirer parti des agents naturels contre la maladie, cet opiniâtre ennemi du corps humain, sont bien inférieures à celles de l'industrie. Tandis que cette dernière tend à établir sur les forces de la nature son incontestable domination, qu'elle en fait à son gré des instruments de richesse, d'agrément, de confort, les médecins en sont encore à attendre un spécifique depuis le quinquina. Tandis que les autres sciences nous ont habitués à des merveilles sans nombre, telles que la possibilité de fixer sur le papier les rayons du soleil, de faire parcourir à notre pensée les plus grandes distances avec la rapidité de la foudre, d'éclairer de la manière la plus brillante des villes entières avec des lampes sans flamme, sans feu, nous en sommes réduits à tourner dans le même cercle pour le traitement des maladies chroniques. Si parfois, parmi ces dernières, quelques cures éclatantes sont obtenues, elles sont dues moins à la tendance générale de l'art, qu'au génie particulier du médecin qui, véritable artiste, a su alors faire concourir à son but les modificateurs hygiéniques et manier avec habileté une substance héroïque. C'est cependant la cure des affections chroniques qui est le véritable triomphe du médecin. Dans les maladies aiguës, épier et soutenir les mouvements naturels, prévenir et combattre les complications, telle est la mission importante, sans doute, de l'homme de l'art. Mais dans les maladies chroniques, il faut faire plus, il faut déterminer dans le système vivant des mutations radicales, soit en changeant le mode de ses déterminations vicieuses et invétérées, soit en provoquant la disparition d'une production pathologique; dans les affections chroniques, il faut en quelque sorte créer des efforts curateurs.

C'est moins peut-être la recherche de médicaments nouveaux qu'une révision éclairée du mode d'action de ceux que nous possédons déjà qui constituera le plus grand perfectionnement de la médecine. Comme l'a dit, un de nos compatriotes, Sainte-Marie, celui des médecins lyonnais qui a laissé la plus forte empreinte à la postérité : la thérapeutique n'est pas seulement une science nouvelle par l'espace immense qui s'ouvre devant nous quand nous examinons les découvertes à faire, et que l'état actuel des choses rend possibles ou présumables; cette considération s'augmente encore de l'incertitude qui règne dans les règles déja établies, et que nous avons la présomption de croire les plus fixes, les plus invariables, les plus infaillibles.

C'est dans cette direction conforme au progrès que cette petite monographie a été conçue. Nous traçons l'histoire d'une substance active, nous constatons expérimentalement ses effets physiologiques sur les animaux, puis enfin nous étudions ses effets thérapeutiques. Les faits consolants qui résultent de ceux-ci, quoique encore peu nombreux, nous permettent de présenter les nouvelles préparations de ciguë, non comme un spécifique, mais comme le remède offrant jusqu'à ce jour le plus de chance contre une affection que la chirurgie seule attaque par le fer et le feu, mais seulement dans ses effets. Le traitement du cancer est, quant à présent, ce qu'est la répression d'une émeute dans l'ordre politique. Lorsqu'un bras de fer a châtié les rebelles et les a fait rentrer dans l'ombre, il a sans doute rendu à la société un service temporaire. Mais a-t-il, du même coup, remontant aux causes génératrices de la guerre civile, effacé les idées malsaines, soulagé les souffrances, satisfait les besoins légitimes? C'est là, cependant, que couve le foyer où s'alimentent les conditions de récidive. Dans l'ordre physique, comme dans l'ordre moral, le pouvoir de réalisation, ou autrement dit la pratique exige qu'on aille au fond des choses.

La thérapeutique du cancer est donc, de nos jours, moins avancée qu'elle ne l'était à la fin du siècle dernier, lorsqu'un illustre médecin de la grande école de Vienne, opéra, en face de ses contemporains, sous les yeux de ses collègues, les cures les plus remarquables. Après lui ses travaux ne furent pas fécondés; s'il désigna la plante salutaire, on peut dire du moins qu'il emporta avec lui, dans la tombe, le secret de la faire agir. Après lui, la ciguë jouit, en thérapeutique, d'une renommée qu'elle dût plutôt à l'opinion qu'à la réalité de ses effets. Il était d'un grand intérêt pratique de réviser les titres que peut avoir cette plante à la guérison d'une des maladies les plus tristes et les plus douloureuses de l'espèce humaine; d'étudier le principe auquel elle doit son activité, enfin de donner à cette substance un mode uniforme et invariable de préparation. C'est ce que nous nous sommes efforcé de faire, mais, comme nous le disons, dans le cours de notre travail, de nombreux perfectionnements de détail pourront être apportés à l'administration du remède. Il deviendra peut-être possible d'administrer directement la conicine, chose que nous n'avons pu faire fructueusement encore.

Des expériences toxicologiques faites sur les animaux vivants avec la conicine, dans le but d'éclairer nos études thérapeutiques, nous ont fourni l'occasion d'étudier les effets physiologiques de cet alcaloïde végétal. Nous avons cru devoir mettre cette circonstance à profit et présenter au lecteur la relation exacte des faits qui se sont passés sous nos yeux. Ce fait constant de la paralysie du train postérieur, comme effet primitif du poison, intéressera sans doute le physiologiste. L'administration du tannin, comme antidote, pourra servir de rapprochement par rapport aux contre-poisons d'autres substances vénéneuses plus répandues.

Il y a plus, il résulte de nos expériences que la conicine, substance redoutable sans doute, ne l'est point à un degré égal à celui de l'acide prussique, par exemple. Elle le doit à son extrême volatilité. L'expérience détaillée que nous citons démontre que l'animal, après avoir éprouvé les accidents convulsifs les plus violents, a pu néanmoins surmonter ce terrible assaut : il a survécu. Pour le détruire, il a fallu recourir à une dose plus forte. Ce fait ne peut s'expliquer que par l'élimination, par les surfaces respiratoires, d'une grande partie de l'alcaloïde. Une conclusion rassurante en découle encore : c'est que, employée d'une manière prudente et graduée, la poudre de fruits de ciguë ne peut, chez un adulte, déterminer des accidents fâcheux. On a le temps de surveiller le remède et d'abaisser la dose au moindre indice d'action violente.

En faisant part à nos confrères de ces recherches, nous leur adresserons en terminant ces simples et honnêtes paroles de Storck, qu'il adressait aux médecins de son temps ; elles sont aussi l'expression de notre pensée et de nos espérances :

« Après ce que je viens de dire, je prie tous, et un chacun des médecins, d'employer et d'essayer ce remède toutes les fois qu'ils en trouveront l'occasion. Mais je les prie en même temps de quitter toute sorte de prévention et de jalousie, qu'ils pensent que tout cela regarde la santé du prochain. S'il arrivait quelque chose de sinistre dans l'usage, qu'ils recherchent attentivement si cela provient de la trop grande violence du mal ou de quelque faute de la part du malade ou des assistants, ou enfin si cela provient du médicament même. Qu'ils ne condamnent pas d'abord, sans des précautions et des recherches, le remède comme nuisible ou ne procurant aucun bien. Mais s'ils en connaissent de meilleurs, je ne voudrais pas qu'ils les négligeassent en faveur de celui-ci. »

NOUVELLES RECHERCHES

SUR LE PRINCIPE ACTIF

DE LA CIGUË (CONICINE)

CHAPITRE PREMIER.

DE L'INCURABILITÉ DES MALADIES EN GÉNÉRAL.

Si l'on veut bien y réfléchir, une des plus grandes causes de la défaveur qui depuis quelque temps s'attache à l'art de guérir, c'est, de la part des médecins, la répétition trop fréquente du dogme de l'incurabilité. Cette doctrine du *statu quo*, ce parti pris de considérer certaines affections comme au-dessus des ressources de l'art présent et à venir affaisse le génie pratique. Beaucoup de médecins subissent à leur insu cette influence doctrinale, et leur pratique, malgré un talent réel, se trouve empreinte d'hésitation et d'un défaut de persévérance et de suite. Il faut sans doute se garder de l'esprit aventureux des innovations, mais il faut aussi ne point se dépouiller de cette hardiesse salutaire fondée sur cette vue, savoir : que la médecine est un art éminemment progressif, et que bien des méthodes de traitement sont encore à trouver. Il faut que les jeunes gens sortent des écoles avec des vues d'avenir, qu'ils ne s'asservissent point à des dogmes stériles, à de banales formules; il faut qu'ils soient convaincus qu'il entre dans leur mission, non pas seulement de perpétuer les traditions de l'école, mais de les féconder, de découvrir des indications nouvelles, et surtout de les remplir. Et puis, il faut bien le dire, la médecine traditionnelle, régulière si l'on veut, est contrainte, de par un public intraitable, de payer son tribut aux innovations. Le vulgaire n'a point une foi bien vive dans le dogme de l'incurabilité. Si une maladie, quelle qu'elle soit, ne guérit pas, il impute cette issue plutôt à l'inertie, à l'insuffisance de l'art officiel qu'à la nature même de l'affection. On dirait alors qu'il pressent l'existence de ressources méconnues et que mettent en jeu certains praticiens de carrefour, dépourvus d'instruction, mais auxquels le succès ne fait pas toujours défaut. Naguère, à l'occasion d'un concours devant une faculté célèbre, où un compétiteur, ayant à disserter sur le traitement applicable à un malade atteint d'une affection cancéreuse, n'entrevoyait autre chose qu'un pronostic sommaire et désolant, nous lisions dans un journal les lignes suivantes, écrites par son savant rédacteur en chef :

« En conséquence de cet arrêt, il n'y a plus rien à tenter, si ce n'est de la médecine morale et palliative. A cette occasion, nous avons entendu citer des exemples de cancers guéris par les charlatans. N'est-ce pas le cas de répéter avec un homme d'esprit qu'il vaut mieux guérir de la main du charlatan que de mourir par ordonnance de l'école? Dans les positions désespérées, en effet, l'enseignement de l'empirisme n'est pas toujours à dédaigner *. »

Nous ne pouvons nous le dissimuler, ces paroles sont pleines de justesse. Le public se rit de nos nomenclatures et de nos théories ; il court au plus pressé, et va demander assistance à des hommes pauvres d'idées scientifiques, mais hardis et entreprenants. Le vulgaire est disposé à sacrifier sur les autels du dieu inconnu de la médecine, qu'il se nomme Hahnemann ou Priessnitz.

Lorsqu'on jette un regard indépendant et philosophique sur l'ensemble de la pratique médicale, sur l'exercice actuel de la médecine, on reconnaît sans peine que cette déchéance dont le médecin se plaint journellement est en partie son ouvrage. Il a contracté une trop grande facilité d'abdication dans les cas graves et difficiles qui se présentent à lui. Son amour-propre cherche instinctivement hors de lui-même des motifs capables d'expliquer son insuccès; il consent peu à mettre son habileté en cause et est toujours disposé à accuser le malade et la maladie. De là une déplorable facilité à proclamer incurables et à abandonner comme tels des individus qui, mieux traités, pourraient cependant recouvrer la plénitude de leur santé. Si, moins

* *Gazette Médicale*, VI, p. 142.

présomptueux, dit un sage professeur de Montpellier, le médecin se défiait plus souvent du pronostic funeste qu'il s'est cru fondé à établir, et qu'au lieu d'abandonner le malade, il s'attachât à employer des ressources que ses préventions lui font dédaigner, il aurait quelquefois le bonheur de combattre efficacement des maladies qu'il a, avec trop de certitude, regardées comme incurables, et d'arracher ainsi quelques victimes à la mort. Combien de fois, dans de pareilles conjonctures, un malade étant abandonné, n'a-t-on pas vu la nature déterminer des crises inattendues et suivies de guérison, sur lesquelles il semblait qu'on ne pouvait plus compter? Et dans des cas analogues, où tout annonce l'impuissance absolue de la nature à se livrer aux actes curateurs nécessaires, combien de fois aussi les malades n'auraient-ils pas succombé si l'art n'était venu leur tendre une main secourable *?

Ainsi, pour leurs succès aussi bien que pour leur gloire, les médecins doivent se dépouiller de cet esprit de pessimisme que Bacon leur reprochait déjà de son temps **. Il ne leur est point permis d'engager l'avenir

* Golfin, *Etudes thérapeutiques sur la pharmaco-dynamie*, p. 213.

** *Dignité et Accroissement des Sciences*, liv. 4, chap. 2.

L'illustre chancelier, familiarisé avec toutes les sciences, ajoute ce qui suit : « ..... En sorte que les proscriptions de Sylla et des triumvirs n'étaient rien auprès de celles des médecins qui, par leurs très-iniques arrêts, dévouent à la mort un si grand nombre d'hommes, dont la plupart, en dépit des docteurs, échappent plus aisément que ne le firent autrefois les proscrits de Rome. Je ne balancerai donc pas à ranger parmi les choses à créer un ouvrage sur la cure des maladies réputées en proclamant que l'incurabilité est l'attribut nécessaire de certaines espèces morbides. L'histoire du passé leur fournirait d'ailleurs de consolants démentis. Est-ce que les acquisitions faites par la matière médicale dans le cours des âges : mercure, quinquina, iode, or, etc., n'ont pas réduit le chiffre des maladies auparavant réputées incurables ? Est-ce que les travaux de quelques grands maîtres de l'art, tels que Sydenham, Stoll, ont été sans profit pour le perfectionnement des méthodes thérapeutiques? Celles-ci n'ont-elles pas diminué, grâce au premier, la léthalité des éxanthèmes fébriles, et celle des maladies bilieuses, grâce au second? L'affirmation, d'ailleurs, du dogme de l'incurabilité repose sur une idée peu philosophique. Si l'on fait allusion à tel fait morbide donné, il existe des maladies nécessairement incurables. Mais veut-on que certaines espèces nosologiques décrites abstractivement dans nos ouvrages classiques soient toujours marquées fatalement comme la porte de l'enfer du Dante ? Le vrai praticien n'hésitera pas à condamner une semblable assertion. Il n'existe pas dans ce sens de maladies incurables, mais il y a malheureusement beaucoup de malades qu'on ne peut pas guérir. Prenons des maladies dont l'incurabilité est réputée constante : cancer, phthisie,

incurables, afin d'évoquer en quelque manière des médecins distingués et d'une âme élevée, et de les exciter à entreprendre sérieusement cet ouvrage, autant que le comporte la nature des choses; car déclarer incurables les maladies, cela même est sanctionner par une sorte de loi la négligence et l'incurie..... »

épilepsie, etc. Osera-t-on affirmer qu'il suffit de leur présence pour que tout espoir de guérison soit absolument interdit? Des faits nombreux s'élèveraient contre cette assertion. Il est inutile de citer ici des exemples que tout le monde connaît. La curabilité complète des maladies les moins curables est donc une chose incontestable *. L'adage si ancien et si souvent vrai, *Dùm vita superest, spes supersit*, doit autoriser de nouvelles entreprises, doit encourager pour parvenir à combattre certaines affections graves qui ont échappé aux modes de médicamentation ordinaires, à tenter l'essai de nouveaux agents pharmaco-dynamiques.

Les considérations qui précèdent nous ont conduits à essayer pour des affections réputées incurables l'application d'une substance active dont on a beaucoup parlé dans ces derniers temps, mais dont la thérapeutique n'a point fait encore d'emploi direct. Nous nous sommes efforcés, après bien des recherches, d'élever les préparations de ciguë à leur plus haute puissance d'effets curatifs, et nous pensons y être parvenus. Ce travail se fonde sur la révision des procédés employés jusqu'à ce jour pour l'application de la ciguë, sur des données pharmaceutiques, et enfin, ce qui est plus important, sur des résultats obtenus au lit des malades.

* Ces idées sont très-habilement présentées dans une dissertation de concours de notre savant ami le professeur Jaumes, de Montpellier : *Des maladies réputées incurables, etc.* Ce travail atteste un esprit aussi élevé que pratique.

CHAPITRE II.

DES PRÉPARATIONS ORDINAIRES DE CIGUE ; DE LEUR INSUFFISANCE.

Lorsqu'on lit attentivement et sans prévention les observations des praticiens du siècle dernier qui ont publié des cas de cancer guéris par l'emploi de la ciguë, on ne saurait contester à cette substance une valeur thérapeutique réelle. Rien n'est dès lors plus encourageant que le bilan fourni par Storck, Locher, Frédéric Hoffmann, Collin, Cullen, etc. Ce bilan offre un total de soixante-quinze observations, sur lesquelles on trouve quarante-sept cas de guérison et vingt-huit cas d'amélioration. Il est très-probable, comme le fait remarquer judicieusement l'auteur de la *Bibliothèque thérapeutique*, que, sur le nombre total de ces faits suivis de guérison ou d'amélioration, il y en avait plus d'un où la maladie n'était point véritablement de nature cancéreuse ; mais la lecture de ces observations ne permet point d'admettre qu'il en fût ainsi de tous et même du plus grand nombre. Il faut donc conclure de ce qui précède qu'un certain nombre de tumeurs squirrheuses ou cancéreuses ont été véritablement guéries par l'emploi de la ciguë, et, dans le cas où le diagnostic a été erroné, que des tumeurs d'une autre nature, mais ayant de l'analogie avec le cancer, ont été également résolues par le même moyen *. Qu'on ne répète point que c'étaient des cas légers, que ces guérisons se sont obtenues à l'ombre, qu'il leur manque ce sévère contrôle que les modernes sont en droit de réclamer. Tout cela n'est qu'un subterfuge : des médecins comme Van Swieten, Cullen, étaient aptes, je pense, à établir le diagnostic médical d'une affection qui n'existe point seulement depuis la découverte de la cellule cancéreuse **. En un mot, la ciguë a guéri des cancers; voilà un fait. Un second fait est celui-ci : depuis le

* Bayle, *Bibliothèque thérapeutique*, t. 3, p. 619.

** Nous prenons au hasard une des observations de Storck, et nous constatons les garanties d'authenticité qu'il lui donne : « Une femme âgée de soixante-sept ans avait dans la mamelle gauche un cancer ulcéré très-vilain et qui était si grand que son bord supérieur atteignait pour ainsi dire la mâchoire inférieure, et le bord inférieur descendait jusqu'au ventre..... *Toute la mamelle était d'un brun noir, avec des tubercules; la sanie sentait puissamment mauvais*..... L'illustrissime baron de Van Swieten, le respectable M. Dietmann, doyen, M. Gasser, très-célèbre professeur d'anatomie, M. Jean, professeur de chirurgie, et d'autres qui se trouvèrent à l'examen chirurgical de cette misérable femme à l'université, me l'adressèrent le 20 juin 1756..... Plus tard, les mêmes médecins éminents constatèrent l'amélioration et *furent surpris des grands effets* et du prompt changement de la maladie. » — Storck, *Dissertation sur l'usage de la Ciguë*, p. 71, Vienne, 1761.

Cullen. — « J'ai vu, dit cet observateur, *deux cas désespérés*, l'un de cancer à la lèvre, l'autre au sein, qui touchaient à leur guérison par le moyen de la ciguë. »

commencement de ce siècle, des expérimentations cliniques nombreuses ont été faites à l'aide de la ciguë appliquée au traitement du cancer, et elles n'ont point produit de résultats aussi heureux. La ciguë est presque tombée en désuétude; sa vertu résolutive même est un peu contestée *. Des résultats si contradictoires ne peuvent s'expliquer que par deux causes : ou un défaut de persévérance de la part du praticien dans l'emploi du remède, ou l'infidélité de la préparation pharmaceutique. Nous pensons pour notre part que ce n'est point à la première cause que les résultats négatifs dans le traitement du cancer doivent être imputés. Que de médecins se sont livrés avec confiance aux illusions que ce remède avait inspirées! Qu'il leur a fallu de temps pour être désabusés! Quant à nous, nous avons eu long-temps confiance dans les préparations ordinaires de ciguë, et nous les avons appliquées avec une persévérance à toute épreuve, pendant des mois entiers, dans divers cas de cancer, soit de l'estomac, soit du foie, soit de l'utérus etc. Nos résultats, au sein d'observations multipliées, ont été nuls. Dès lors nous avons été en droit d'accuser d'infidélité les préparations officinales ordinaires. Ceci d'ailleurs s'explique facilement par les considérations qui suivent.

Rarement les plantes médicinales s'offrent à nous sous la forme convenable à leur administration. On est

* Alibert a appliqué l'extrait de ciguë dans une centaine de cas de cancer, et il n'a eu que des insuccès.

obligé de leur faire subir des préparations appropriées à leur emploi et en rapport avec la nature de leurs principes. Il est des végétaux tellement connus par l'analyse chimique et les expériences thérapeutiques, que l'on est bientôt fixé sur la forme que l'on doit leur donner. Mais il en est d'autres qui, quoique doués de propriétés très-actives, semblent échapper aux observations par la nature instable de leurs éléments. Pour les appliquer avec succès, il faut, quand on les récolte, avoir égard aux circonstances de temps et de lieux, les prendre pour ainsi dire sur le fait de la plus grande élaboration de leurs principes. Ces plantes redoutent surtout les manipulations pharmaceutiques; une foule d'influences étrangères sont capables d'altérer leurs propriétés. L'art du pharmacien doit s'exercer à représenter en tout temps et sous des formes variées les produits tirés du règne végétal avec l'activité dont la nature les a doués. Parmi les plantes de cette catégorie, la ciguë (*conium maculatum*) occupe bien certainement le premier rang, soit par l'altérabilité de ses principes, soit par l'importance qu'elle doit prendre dans l'art de guérir, lorsqu'on aura trouvé le moyen d'appliquer efficacement son action, qui ne peut être contestée. En effet, vantée et connue depuis un temps immémorial, la ciguë, qui a été dotée d'un principe dont l'énergie ne trouve son égal que dans l'acide prussique, la ciguë, disons-nous, n'a que bien rarement répondu aux espérances qu'on devait en attendre. Beaucoup de praticiens n'accordent leur confiance à cette plante qu'autant qu'elle est appliquée en herbe et à l'état frais. Mais comme on ne peut la rencontrer dans cette condition pendant toute l'année, on est bien obligé d'avoir recours aux préparations pharmaceutiques, sur la valeur desquelles on est loin d'être fixé.

On administre la ciguë à l'état de poudre, tantôt en prises, tantôt en pilules. On en fait un extrait soit avec le suc de la plante fraîche non dépuré, soit avec le suc dépuré. On prépare un extrait aqueux ou alcoolique en traitant la poudre sèche par l'eau ou par l'alcool. L'emplâtre de ciguë, la teinture alcoolique, la teinture éthérée complètent enfin l'arsenal des préparations officinales dans lesquelles on fait entrer la ciguë. En dernier lieu, on a proposé l'emploi d'une alcoolature de ciguë.

On le voit, ce n'est point la variété des préparations pharmaceutiques qui manque, mais c'est l'énergie thérapeutique qui fait défaut. Nous avons vu administrer et nous avons administré nous-même des doses considérables d'extrait de ciguë, sans avoir vu résulter des effets appréciables. M. Deschamps d'Avallon déclare en avoir fait avaler quinze grammes à un chien, sans que cet animal en fût incommodé. M. Reveil, pharmacien des hôpitaux de Paris, nous a dit avoir vu administrer à l'hôpital des Enfants-Malades l'extrait de ciguë à la dose de quatre grammes chez un enfant, et que les effets physiologiques du médicament furent nuls chez ce sujet. Une autre raison suffirait pour faire rejeter tout à fait les préparations de ciguë employées jusqu'à ce jour, c'est qu'il est presque impossible de rencontrer dans les différentes pharmacies des préparations de ciguë qui soient identiques. Cependant il n'est pas de jour que la ciguë ne soit prescrite. Il semble que les médecins ne puissent se décider à en abandonner l'emploi, soupçonnant que tout n'est pas dit sur cette plante et qu'on ne doit attribuer tant d'insuccès qu'à l'infidélité des préparations. Les causes de cette dernière nous seront mieux révélées lorsque nous aurons étudié les caractères de l'alcaloïde singulier renfermé dans la plante.

CHAPITRE III.

DE LA CONICINE, DE SES CARACTÈRES, DE SON MODE DE PRÉPARATION.

Le principe qui imprime à la ciguë la puissance de ses effets toxiques avait longtemps échappé à l'investigation des chimistes, lorsque les travaux importants de Giseck, Giesen, Christison et Boutron vinrent nous en démontrer la nature et nous en apprendre l'histoire. Brandes le premier découvrit que la *semence de ciguë* contenait un principe alcalin qu'il nomma *cicutine*. En 1827, Giseck, en distillant les semences fraîches de ciguë avec de la magnésie caustique ou de la potasse, obtint également un produit très-alcalin qui, combiné avec de l'acide sulfurique et concentré par l'évaporation, donnait la mort aux animaux à très-petite dose et très-rapidement. En 1832, Geiger, professeur à l'université de Heidelberg, isola cette substance et la nomma *conéine*. La conéine de Geiger est un alcaloïde volatil d'une odeur extrêmement pénétrante, piquante, désagréable, et qui rappelle l'odeur de souris. Lorsqu'on en approche des vapeurs acides, il se forme, comme avec l'ammoniaque, des nuages blancs. Cet alcaloïde se décompose très-facilement, et au lieu d'affecter la forme de cristaux solides, comme la morphine et la strychnine, etc., conserve toujours une consistance oléagineuse.

La conicine se transformant très-facilement en ammoniaque, plusieurs auteurs contestèrent son existence, prétendant que les produits alcalins qu'on en avait obtenus n'étaient dus qu'à la présence de cette base. Cependant Christison d'Edimbourg et plus tard MM. Henry et Boutron, dans un excellent rapport fait à la société de pharmacie de Paris, parvinrent à lever tous les doutes sur la vraie nature de la conicine, et prouvèrent par des expériences irrécusables que c'était bien un véritable alcaloïde, auquel ils reconnurent toutes les propriétés qui lui avaient été attribuées par Geiger. C'est en distillant avec de la potasse les semences sèches de ciguë que ces chimistes parvinrent à obtenir l'alcaloïde en quantité suffisante. Dix-huit kilogrammes de semences prises dans leur état complet de maturité fournirent au professeur Christison cent grammes d'hydrate de conicine. Cet alcaloïde paraît avoir pour formule, selon Ortisoga, C^{16}, H^{16}, A^{1} ; il ne contient pas d'oxygène. M. Orfila, dans ces derniers temps, a étudié la conicine, comparativement à un autre alcaloïde végétal devenu célèbre dans les annales criminelles, la nicotine. Ce savant a constaté qu'elle avait une odeur forte *d'urine de souris*, se rapprochant de celle *du céleri*, qu'elle était très-soluble dans l'éther et peu soluble dans l'eau; lorsqu'on cherche à la mêler avec ce liquide, même aprés l'avoir agitée, elle vient à sa surface, en formant une couche plus légère que l'eau, tandis que la nicotine se dissout à l'instant même dans ce liquide. Nous avons constaté dans nos recherches particulières la justesse de ces assertions.

Nous avons remarqué de plus que cet alcaloïde énergique avait avec l'ammoniaque les plus grands rapports; qu'il était très-altérable à l'air, et se colorait en brun; qu'on ne pouvait le distiller sans qu'il ne se décomposât en partie, donnant ainsi naissance à de l'ammoniaque et à une matière résineuse. La conicine sature les acides, forme des sels cristallisables avec les acides sulfurique, phosphorique, oxalique et nitrique. Ces sels sont inodores, mais quand ils sont humides ils répandent l'odeur de la conicine; à l'air ils éprouvent le même genre d'altération que leur alcaloïde; le tannin les précipite; quand on les évapore, ils perdent une partie de leur base, qui se volatilise comme font les sels ammoniacaux. Nous avons trouvé de la conicine dans toutes les parties de la plante, mais en proportion bien plus considérable *dans les fruits*. Les produits cicutiques que nous avons obtenus à diverses reprises avaient bien les caractères de la conicine, c'est-à-dire qu'ils étaient très-alcalins, mais jamais nous n'avons pu les obtenir absolument semblables entre eux; ils diffèrent souvent de couleur et d'odeur; celle-ci était plus ou moins herbacée, plus ou moins cicutique suivant l'origine de la ciguë. Nous attachons une très-grande importance à ces résultats, sur lesquels nous reviendrons du reste, pour la détermination du mode suivant lequel on doit administrer la conicine.

Connaissant les propriétés de la conicine, qui est bien l'élément actif de la ciguë, il ne sera pas difficile de démontrer qu'il est presque impossible de conserver, dans les préparations ordinaires de ciguë, un principe qui se décompose avec tant de facilité, puisque pour l'obtenir on est obligé de soumettre la plante à tous les agents qui le détruisent si rapidement, telles que la dessication, la préparation de l'extrait à l'aide de la chaleur et des évaporations. Geiger et Christison ont observé que les feuilles sèches de ciguë et quelques extraits de cette plante ne contenaient pas de conicine; Liebig affirme les mêmes résultats. Ce fait est facile à expliquer et donne la clef des mécomptes thérapeutiques: les extraits en général et les préparations de ciguë, lorsqu'ils sont soumis à l'action de la chaleur, perdent leur conicine, qui se décompose en ammoniaque et en matière résineuse. Le phénomène se produit aussitôt que l'extrait est arrivé à la consistance de sirop bien cuit. D'un autre côté, les extraits bien préparés, même ceux qui sont évaporés sous le vide, perdent au bout de quelque temps toute leur conicine et par conséquent leurs propriétés actives. Le peu que nous savons touchant les procédés de Storck dans les préparations de ciguë dont il faisait emploi, nous apprend qu'*il préparait lui-même* ses extraits à l'aide d'une très-douce chaleur, et qu'il les administrait toujours *à l'état récent*. Ces trois conditions remplies pourraient rendre compte, entre ses mains, de l'énergie thérapeutique de ses préparations, dont si peu de praticiens depuis ont eu à se louer.

Ces résultats amèneraient à penser qu'il serait avantageux de n'employer que la conicine, c'est-à-dire le principe héroïque et à grands effets de la plante, comme on le fait pour la digitale. Mais nous venons de voir que la préparation de cet alcaloïde est très-difficile, qu'il se transforme avec la plus grande facilité en ammoniaque, et que, pour le conserver, on est obligé de le mettre à l'abri du contact de l'air et de la lumière. C'est pour obvier à ces inconvénients qu'un jeune chimiste distingué, M. Ville, avait proposé un procédé pour obtenir promptement et facilement de la conicine assez pure pour être employée à l'usage médical. Nous-même avons expérimenté ce procédé; nous avons cherché par l'intermédiaire du sucre à conserver et à doser la conicine, mais nous n'avons jamais pu réussir d'une manière satisfaisante, et nous avons été conduit à penser avec M. Soubeiran que la difficulté de la doser convenablement et surtout son altérabilité seront toujours un obstacle insurmontable à son emploi.

Nos tentatives pour introduire ce produit dans la

thérapeutique datent de 1847. Nous avons d'abord essayé de le préparer en distillant la ciguë contusée et mêlée avec de la potasse caustique. Nous avons obtenu une eau distillée très-alcaline et douée d'une odeur particulière. Nous l'avons saturée par l'acide sulfurique et mise à évaporer; mais à mesure que l'évaporation se faisait, la liqueur devenait rose, et il se formait un dépôt brun. Cette liqueur, évaporée convenablement, a été mêlée avec de l'alcool pour en séparer le sulfate d'ammoniaque qui se forme aux dépens de la conicine. Filtrée et distillée avec de la potasse caustique, nous n'avons obtenu qu'un produit fortement empyreumatique et se rapprochant de l'esprit volatil de corne de cerf. Enfin nous avons eu recours au procédé indiqué par M. Ville. Nous avons pris la ciguë au moment où elle allait fleurir. Cette ciguë a été pilée; son suc a été séparé et mêlé avec de l'acide sulfurique. Il a été porté à l'ébullition et filtré pour le séparer de son coagulum. Il a été ensuite évaporé à moitié, traité avec de la potasse caustique et introduit dans un flacon bouché à l'émeri pour y être soumis à l'action de l'éther sulfurique. Celui-ci, après quelques heures de contact, a été reçu dans une cornue de verre pour être distillé à la chaleur de l'eau bouillante. Le résidu qui se trouvait dans la cornue, après l'évaporation de l'éther, était un liquide jaune, huileux, et répandait l'odeur caractéristique de la conicine. Cette opération a été faite un grand nombre de fois. Nous n'avons remarqué que dans deux circonstances un des caractères distinctifs assignés par les auteurs à la conicine, c'est-à-dire la couleur rouge de sang qu'y fait naître le contact de l'acide azotique. Ceci conduirait à penser que le produit n'est pas toujours identique; cependant sa réaction était fortement alcaline, et il saturait bien les acides. Dans cet état, M. Ville pense que la conicine est suffisamment pure pour l'usage médical. Mais comme elle ne peut pas être dosée, ce chimiste conseille de l'employer à l'état salin. Il a choisi à cet effet le sulfate, qu'il incorpore dans du sucre et qu'il fait sécher ensuite pour en connaître le poids. Mais le sel de conicine qu'on obtient étant en si petite quantité, surtout par rapport au sucre qu'on est obligé d'y introduire, il devient presque impossible d'en reconnaître le poids d'une manière absolue, comme nous avons pu nous en convaincre.

Trois grammes de ce produit huileux, acidulé et séché avec du sucre n'ont pas donné en poids un excès de plus de cinq centigrammes de sel. Nous avons administré cette dose à un chien de moyenne taille. Il était mort au bout de six minutes, après avoir présenté les signes d'une paralysie complète du train postérieur.

La préparation saline qui correspondait à la même quantité de conicine impure, et qui n'avait pas donné plus de cinquante centigrammes après avoir été séchée au milieu du sucre, ne produisit aucun effet sur un chien de même taille.

Une goutte de conicine impure introduite dans le bec d'un moineau le fit immédiatement périr. Il fallut cinquante centigrammes de sucre cicuté, qui correspondaient à peu près à un gramme de produit impur, pour empoisonner un oiseau de plus forte taille, un tiercelet. Ces expériences, faites dans le courant d'août 1847 à l'école vétérinaire de Lyon, achèvent de démontrer la difficulté, pour ne pas dire l'impossibilité d'administrer *directement* la conicine. Nous avons dû y renoncer et chercher une voie détournée pour introduire dans la thérapeutique ce puissant alcaloïde.

CHAPITRE IV.

DES FRUITS DE LA CIGUE CONSIDÉRÉS COMME LE RÉCEPTACLE DE LA CONICINE ; NOUVELLES PRÉPARATIONS PHARMACEUTIQUES.

Ne désespérant pas de remplacer les préparations de ciguë employées jusqu'à ce jour, et dont l'insuffisance est justement reconnue, par un produit qui fût identique et d'une conservation indéfinie, nous avons jeté les yeux sur les fruits de la ciguë. C'est là en effet que, d'après les expérimentateurs, le principe actif de la ciguë est concentré et en quelque sorte embaumé. C'est au moment de son entier développement, alors que la plante entre en floraison, qu'elle contient la plus grande quantité de conicine et que le principe est le mieux élaboré. Plus tard il disparaît et vient se fixer sur la semence, où il se concentre en grande quantité : il semble qu'il est destiné à présider au phénomène de la fructification ; il se développe avec la fleur, et son réceptacle final, c'est la graine. C'est dans la graine que nous allons le chercher pour l'extraire, c'est dans la graine que nous devons le trouver pour l'usage médical. Non-seulement la conicine abonde dans la semence de ciguë, mais encore elle s'y trouve pour ainsi dire dans un état régulier et indélébile. Dans le reste de la plante elle varie très-souvent d'activité et de quantité, suivant une multitude de circonstances. La nature, dans l'intérêt de la reproduction, a voulu que la semence fût entourée d'agents conservateurs; la conicine qui l'accompagne doit en subir l'influence. Geiger, que nous pouvons citer à l'appui, en a trouvé dans des semences qui avaient plus de seize ans. Une de celles sur lesquelles nous avons opéré nous-même avait été récoltée depuis plusieurs années. Il est sans doute difficile de déterminer par l'analyse la quantité de conicine que contiennent les fruits, mais il est aisé de constater qu'ils en contiennent plus que la plante elle-même. L'odeur des préparations pharmaceutiques obtenues avec les fruits est tout à fait différente de celle qui se dégage des extraits ordinaires, de la décoction des feuilles, etc. Tandis que les premières exhalent une odeur pénétrante *de chair rôtie et de céleri*, les secondes ne fournissent qu'une odeur vireuse et herbacée. Les fruits de ciguë exposés à l'humidité et qui commencent à entrer en décomposition répandent des torrents d'ammoniaque, et l'on sait que la conicine en renferme les éléments. En faisant la même expérience avec les feuilles et les autres parties de la plante, nous n'avons point remarqué le même phénomène. La conicine étant volatile se manifeste à l'instant lorsqu'on met en contact avec la potasse caustique un produit qui en contient. Ce réactif est le plus sûr pour constater sa présence et faire reconnaître si une préparation a été bien ou mal faite. Il sera facile de comparer par ce moyen et de mettre en rapport avec les fruits les préparations de feuilles de ciguë réputées les meilleures, et on pourra voir la différence qui existe entre elles et qui nous a paru incontestablement à l'avantage des premières. Voici d'ailleurs le résultat d'une expérience que nous venons de pratiquer et qui nous semble péremptoire.

Quarante à cinquante grammes de poudre de fruits de ciguë ont été épuisés par l'alcool pour préparer une pommade. Le marc a été traité par l'eau acidulée avec de l'acide sulfurique. On a ensuite séparé l'acide par un excès de potasse caustique, et on a fait macérer avec l'éther. L'éther a été décanté, évaporé à siccité. Il est resté dans le fond de la capsule un extrait rougeâtre à odeur prononcée *de céleri et de chair rôtie.* Une goutte de cet extrait, qu'on avait ramolli avec un peu d'alcool, a produit la mort d'un petit cochon d'Inde au bout de quatre minutes. L'animal, après une minute de stupeur, a été saisi de quelques légers mouvements convulsifs, d'une émission involontaire des urines, puis s'est traîné deux ou trois minutes avec ses pattes de devant (le train de derrière était complétement paralysé); enfin la mort a eu lieu, et l'animal est tombé sur le côté gauche. En examinant les organes, nous avons pu constater une odeur de conicine analogue à celle de la substance déposée sur la langue. Ceci était particulièrement sensible après l'incision de l'abdomen et en flairant les parties. Le foie était ramolli, violacé, ainsi que les intestins; les poumons étaient complétement dégorgés, tandis que le cœur était distendu sur des caillots. Ainsi il résulte bien de cette expérience que de la conicine a pu être encore extraite d'un résidu de fruits qui avaient servi à la composition d'un produit pharmaceutique.

Nous avons plusieurs fois constaté sur nous-même combien l'odeur de cet extrait était pénétrante. Après nous être exposé pendant quelques minutes aux vapeurs de cette substance échauffée, nous avons ressenti un alourdissement de la tête, puis une sensation d'âcreté dans l'arrière-gorge. Cette sensation était presque toujours suivie de la perception d'une saveur et d'une odeur *de céleri*, comme si la salive eût été imprégnée de cette substance. Si nous séjournions davantage dans le laboratoire, nous étions presque sûr d'être atteint d'une forte migraine le reste de la journée.

A. *Expériences pharmacologiques sur les fruits de la ciguë.*

Nous avons fait de nombreuses expériences sur les fruits de la ciguë; cependant nous n'avons point la prétention de présenter un travail d'analyse chimique. Nous nous sommes attaché à l'utilité immédiate, à la manière de traiter cette substance et de l'appliquer à la pratique. Nous l'avons soumise à l'action de l'eau, de l'alcool et de l'éther. Nous pouvons dire que l'alcool est le meilleur dissolvant des semences de ciguë, et que, pour les épuiser de leur principe actif, il en faut une bien moins grande quantité qu'en employant un autre véhicule. L'alcool a de plus la propriété de conserver la conicine et de la mettre à l'abri de toute décomposition, tandis que les décoctions ou infusions aqueuses répandent l'odeur de cet alcaloïde qui paraît tendre à s'en séparer *. Les teintures alcooliques ne répandent nullement l'odeur de la ciguë; elles ont, au contraire, une réaction très-acide. Si on en fait évaporer quelques gouttes sur une capsule de porcelaine, leur extrait prend alors une odeur vireuse particulière. Si on en mélange une petite quantité avec de la potasse caustique, celle-ci développe en lui une couleur jaune et lui fait acquérir immédiatement l'odeur caractéristique de la conicine. La chaux caustique produit le même résultat; elle fait paraître la matière colorante d'un jaune plus intense et la rend insoluble.

Nous avons fait évaporer en consistance de sirop la teinture alcoolique provenant de l'épuisement complet de 500 grammes de fruits de ciguë, et nous l'avons reprise par une petite quantité d'eau. Celle-ci a laissé indissoute une *huile verte* très-épaisse, soluble entiè-

* La conicine éprouve une forte tendance à se séparer des liens qui la retiennent. Ceci rappellerait une observation singulière que M. Guilliermond père avait entendu faire à l'illustre Vauquelin, qui disait qu'il fallait se défier des plantes alcalines.

rement dans l'éther, et dont la quantité s'est élevée au poids de 30 grammes. Après avoir séparé cette huile verte, si on lave avec de l'éther le produit des évaporations alcooliques, on en retire encore une substance *résineuse jaune*, qui n'a pas d'action sur le papier tournesol, et qui a une forte odeur *suî generis*, différente de celle que répand la conicine.

Après avoir fait subir aux eaux-mères de l'extrait alcoolique ce traitement préalable, nous les avons introduites dans un flacon d'une capacité trois fois supérieure à leur volume, et nous les avons traitées par une dissolution concentrée de potasse caustique et successivement par l'éther sulfurique rectifié. Aussitôt après l'addition de la potasse, une odeur très-prononcée de conicine s'est manifestée dans le mélange, et l'éther a pris une forte réaction alcaline. Nous avons laissé le même éther (100 grammes environ) en rapport avec le mélange pendant douze heures, en agitant très-souvent. Enfin on l'a décanté et remplacé par de l'éther nouveau, et nous avons continué ainsi jusqu'à ce que l'éther fût devenu presque insensible au papier tournesol. Nous avons remarqué que les 100 grammes d'éther mis en premier lieu s'étaient chargés de presque toute la partie alcaline. 500 gr. d'éther bien rectifié ont suffi pour épuiser presque entièrement de son alcaloïde le mélange extractif et alcalinisé des 500 grammes de fruits de ciguë.

L'éther, ayant été décanté complétement, a été mis en macération sur du chlorure de calcium pendant douze heures ; au bout de ce temps, il a été séparé et mis à évaporer à la vapeur de l'eau bouillante jusqu'à réduction d'un dixième de son poids. C'est là que réside la conicine. Cet éther est jaune d'or, très-alcalin ; si on en projette quelques gouttes sur une capsule de porcelaine, il se volatilise et laisse pour résidu des gouttelettes jaunes, huileuses, d'une odeur très-forte ayant beaucoup de rapport avec l'urine de chat ; elles rougissent si on les laisse en contact avec l'air ; l'addition de l'acide sulfurique leur fait subir la même modification. Elle est excessivement vénéneuse, comme nous l'avons prouvé. Enfin tous ces caractères nous l'ont fait reconnaître pour de la conicine pure, mais sans doute à l'état d'hydrate *.

Ce produit avait tous les caractères assignés par les auteurs à la conicine ; il rougissait avec l'acide sulfurique ; le tannin et l'eau iodurée le précipitaient abondamment ; l'acide oxalique y formait un précipité cristallin qui se redissolvait dans l'eau ; enfin il répandait des vapeurs blanches comme l'ammoniaque quand on faisait passer à sa surface une barbe de plume imbibée d'acide acétique. Cette conicine prenait rapidement une couleur foncée, et au bout de quelques jours passait entièrement au rouge. Dans ce dernier état,

* La couleur jaune de la conicine ne paraît point lui être propre ; nous la croyons incolore. Nous pensons qu'elle est due à la matière résineuse, soluble dans l'éther, que nous avons signalée plus haut. En effet, si, au lieu de traiter l'extrait alcoolique par de la potasse caustique, on le traite par la chaux, l'éther reste incolore.

son action paraît beaucoup moins énergique que lorsqu'elle vient d'être préparée. C'est ainsi que, pour empoisonner un cochon d'Inde, nous avons été obligé de tripler la dose de cette conicine déjà ancienne, tandis qu'une goutte de la même substance à l'état récent avait suffi pour amener la mort d'un animal de la même force et du même âge. Ces résultats, comme on le reconnaît déjà, justifient nos assertions précédentes touchant l'instabilité du principe actif de la ciguë.

Pour arriver à doser la conicine au moins d'une manière approximative, nous avons cru devoir employer le moyen suivant :

Nous avons fait sécher du sucre à l'étuve jusqu'à déperdition complète de son humidité, et nous en avons pesé 10 grammes. Nous avons fait évaporer l'éther provenant de l'épuisement de 500 grammes de fruits de ciguë, et, au moment où l'évaporation touchait à sa fin, nous y avons ajouté les 10 grammes de sucre, afin d'augmenter le volume du produit et de le rendre plus appréciable. Nous avons ensuite étendu la poudre sur les parois de la capsule évaporatrice avec une baguette de verre, jusqu'à ce que le sucre ait été absorbé par la conicine et que l'éther ait été chassé complétement, ce que nous avons facilement reconnu en nous apercevant que la conicine commençait à distiller elle-même, en nous piquant fortement les yeux et en répandant une odeur qui devenait insupportable pour nous.

Le produit, ayant été retiré du feu, était d'un jaune

un peu roux, d'une consistance grasse et d'une odeur des plus caractéristiques. En défalquant le sucre, il nous restait 3 grammes pour le poids de la conicine pure ; mais ces 3 grammes ne peuvent représenter toute la richesse des fruits de la ciguë en alcaloïde. Ayant négligé l'extrait aqueux provenant des lavages du marc épuisé par l'alcool, enfin tenant compte des pertes inévitables que nous avons dû éprouver en agissant sur une aussi petite quantité, nous évaluons la dose de conicine à 5 grammes pour 500 grammes de fruits, ou au centième de son poids.

Une préparation de ciguë qui occuperait un bon rang après celles que nous venons de décrire serait l'alcoolature. Cette dernière, qui n'est autre chose qu'une teinture obtenue en faisant macérer à froid les plantes fraîches et finement pulpées dans l'alcool à 90°, est incontestablement très-bonne. L'extrait que nous en avons obtenu, d'après le procédé Guilliermond (voyez *Journal de Pharmacie*, novembre 1851), est des plus énergiques. 1 gramme en ayant été administré à un lapin vigoureux, il tomba comme foudroyé au bout de dix minutes. 1 gramme d'extrait ordinaire bien préparé a été administré impunément à un autre animal dans le même temps. Mais les préparations de semences que nous avons adoptées, celles où la conicine se trouve dans un état concret et invariable, devront toujours être préférées.

B. *Expériences sur les animaux.*

Ces expériences très-nombreuses ont eu pour objet de comparer le degré d'énergie relative des préparations ordinaires de ciguë avec celles que nous proposons, puis d'étudier les effets toxiques de la conicine. Pour le premier chef une vérité incontestable ressort pour nous d'une douzaine d'expériences : c'est que l'extrait ordinaire de ciguë n'approche point de la poudre de semences de ciguë par ses effets toxiques. Aux mêmes doses, et quelquefois en quantité moindre, la seconde amène la mort, tandis que le premier n'entraîne que des effets fugaces *.

Nous avons fait avaler à deux cochons d'Inde de grosseur moyenne de l'extrait de ciguë à la dose de 1 gramme. Au bout de quelques minutes ils ont paru éprouver un peu de vertige, marcher avec plus d'hésitation; mais au bout d'une heure ils étaient redevenus bien portants et ont survécu. Le même jour, deux autres de ces petits animaux, de même grosseur, ont

* Loin de trouver dans les ouvrages de botanique des notions satisfaisantes concernant la nature des semences de ciguë, on y rencontre des assertions complétement fausses et propres à induire en de graves erreurs. C'est ainsi qu'un auteur justement célèbre, M. de Candolle, s'exprime sur ce point : « Si nous employons les graines (des ombellifères), comme nous n'y trouvons point de sève, mais une quantité notable d'huile volatile logée dans leur tunique extérieure, nous devons nous attendre à ce qu'*aucune ne sera dangereuse*, etc. » (*Essai sur les propriétés médicinales des plantes*, p. 162. — 1816.)

pris 1 gramme de poudre. Au bout de huit minutes, incontinence d'urine, tremblements, paralysie du train de derrière, mort au bout de deux heures dans des convulsions. Cette expérience a été pratiquée le 27 septembre. A l'égard de l'énergie toxique de la poudre de fruits de ciguë, nous devons dire qu'elle est d'autant plus prononcée que la poudre est plus récemment préparée. Une poudre qu'on vient d'obtenir amène avec plus de rapidité des convulsions mortelles. 40 centigrammes de cette poudre récente ont produit la mort d'un cochon d'Inde au bout d'un quart d'heure, tandis que 1 gramme de poudre ancienne, pris par un autre de ces petits animaux, ne l'a fait mourir qu'au bout d'une heure. Ce résultat, d'après ce que nous avons dit plus haut de la volatilité de la conicine, était facile à prévoir. Les mêmes expériences ont été pratiquées sur des lapins. De plus, nous avons essayé comparativement sur ces animaux l'extrait ordinaire de toute la plante avec celui obtenu par les semences seules. Le 30 novembre, 20 centigrammes d'extrait de semences sont administrés à un gros lapin. Au bout de six minutes, convulsions. Ces dernières cessent; l'animal demeure comme engourdi. Au bout de douze minutes, retour des convulsions, paralysie du train postérieur, mort au bout d'une heure.

1 gramme d'extrait de ciguë bien préparé est avalé par un lapin de même taille que le précédent; *effet nul*.

La quantité d'extrait de semences est portée à

50 centigrammes chez un autre de ces animaux. Des convulsions se déclarent presque immédiatement; mort au bout de douze minutes, avec paralysie complète du train postérieur. Les convulsions sont revenues par crises en trois fois. 1 gramme du même extrait a produit la mort au bout de huit minutes dans des convulsions épouvantables. Dans les derniers instants de leur agonie, ces deux derniers animaux *ouvraient la gueule* comme s'ils eussent cherché à avaler de l'air; ils éprouvaient toutes les angoisses de l'asphyxie. Nous reviendrons plus tard sur ce dernier phénomène. Ainsi l'extrait alcoolique de semences de ciguë dépasse de beaucoup, par ses effets toxiques, le degré d'énergie de l'extrait ordinaire et même de la poudre de semences.

Fixé sur la violence du poison employé, nous avons voulu vérifier si le tannin serait efficace comme contre-poison. A cet effet, nous avons administré à un fort lapin 50 centigrammes d'extrait de semences, dose qui avait amené une mort excessivement rapide chez plusieurs. Deux minutes après nous avons fait avaler 1 gramme de tannin. Il y a eu de la stupeur, mais les convulsions ne se sont pas déclarées, et la mort n'a pas eu lieu. Le lendemain nous avons sacrifié cet animal, qui était redevenu dispos et vigoureux, en lui faisant avaler 50 centigrammes, mais sans lui administrer le tannin immédiatement après. Nous avons répété plusieurs fois la même expérience, et avons obtenu les mêmes résultats. Ces derniers, comme on le voit, sont bien propres à inspirer de la confiance dans le tannin comme antidote des alcaloïdes végétaux.

Ces expériences, et un plus grand nombre que nous n'avons pas mentionnées, nous ont permis d'observer complétement les effets toxiques du principe actif de la ciguë. Nous devons donc, d'une manière incidente à la vérité, fournir quelques documents sur ce point. Que l'on administre la poudre de fruits de ciguë elle-même, ou bien son extrait alcoolique, les effets toxiques sont identiques une fois qu'ils sont déclarés. La différence réside dans le plus ou le moins de rapidité de leur mode d'invasion. Ainsi la poudre seule ne détermine pas aussi promptement des effets mortels que la conicine pure, surtout lorsqu'elle est préparée récemment. On se souvient que nous avons cité ci-dessus la mort foudroyante d'un petit cochon d'Inde au moyen d'une seule goutte de conicine; mais le plus ordinairement la mort n'arrive point aussi promptement. Nous avons quelquefois observé des animaux qui éprouvaient des convulsions violentes se remettre d'une première crise, puis au bout d'un quart d'heure en avoir une seconde à laquelle succédait la mort. Nous avons vu ces attaques de convulsions être plus nombreuses; trois ou quatre intermissions avaient lieu, et une quatrième crise enlevait l'animal, qui alors survivait quelques heures à l'ingestion du poison.

Le symptôme initial que ce dernier détermine presque constamment est une paralysie du train postérieur, à laquelle succède une émission involontaire des urines. L'animal semble, avec ses pattes de devant, traîner comme un poids incommode la partie postérieure, qui est presque inerte; puis peu de temps après surviennent les convulsions. Celles-ci, quoi qu'on en ait dit, ressemblent beaucoup à celles occasionnées par les poisons tétaniques (noix vomique, brucine, etc.) : il existe de l'opisthotonos, une raideur extrême des membres convulsés. On peut dire seulement que les mouvements cloniques (de relâchement) l'emportent sur les mouvements toniques. Les inspirations deviennent plus fréquentes et gênées; les animaux ouvrent la gueule et semblent vouloir avaler l'air qui manque à leurs poumons; enfin ils périssent asphyxiés. Chez tous on trouve des lésions anatomiques identiques : les poumons sont complétement dégorgés de sang et blanchâtres; le cœur est distendu par de volumineux caillots; le foie et le réseau veineux intestinal sont gorgés de sang. Nous plaçons ici comme spécimen de l'empoisonnement par la conicine le résultat détaillé d'une expérience faite à l'école vétérinaire de Lyon. Tous les symptômes que nous avons décrits s'y rencontrent, et les détails en ont été pris avec soin par un élève distingué de l'école, M. Roissard, qui s'est prêté à toutes nos expériences avec un zèle digne d'éloges.

Observation sur les effets de la conicine administrée à un chien.

L'animal choisi pour expérimenter est un chien mâtin d'une assez grande taille, très-robuste.

Le 21 octobre 1851, à dix heures du matin, on administre, en dissolution dans de l'éther, 3 grains de conicine, en trois fois. On augmente successivement la dose.

La première dose ne produit pas d'effet sensible. Un petit instant après, on en donne une deuxième, qui est immédiatement suivie d'une salivation abondante, de frémissements généraux, surtout bien marqués dans le train de derrière. Toutefois ces symptômes ne tardent pas à disparaître. On administre alors une troisième dose. Comme la précédente, elle est suivie d'une abondante salivation ; des tremblements se montrent aussi, et ils sont plus forts que précédemment. Une raideur marquée se montre dans les membres postérieurs ; la colonne vertébrale est voussée en bas. Inquiétude prononcée, respiration accélérée et labiale. Ces symptômes cessent bientôt complétement. On reconduit le sujet dans sa loge. Il se couche, et paraît ne pas souffrir pendant une heure. A onze heures et demie il paraît de nouveau être fatigué. Il s'agite, se lève, pour tomber presque aussitôt, en proie à de violentes convulsions ; il se roule sur le pavé, se traîne à l'aide de ses membres antérieurs. Cet état d'excitation dure environ vingt minutes, et laisse l'animal dans un grand état de faiblesse, étendu de tout son long par terre, sans mouvement. Si on l'excite, il fait quelques efforts pour se lever sur ses membres antérieurs, qui, trop faibles, le laissent aussitôt retomber. Quant aux membres postérieurs, ils sont paralysés et n'exécutent aucun mouvement. A trois heures du soir la gaîté revient, tous les symptômes précédents disparaissent, il y a de l'appétit.

Le 22, le chien est dans un parfait état de santé.

Le 23, à dix heures et demie du matin, on recommence les expériences. On administre dans deux cuillerées de lait 6 grains de conicine préparée avec du sucre. Cette dose est encore donnée en trois fois. Aussitôt après l'administration du médicament, une bave abondante s'écoule de la bouche comme l'avant-veille, la respiration s'accélère et devient labiale, les battements du cœur sont tumultueux. Les frémissements généraux et la raideur du train postérieur se produisent comme le 21; seulement ces deux symptômes sont moins intenses aujourd'hui; ils se produisent aussi moins rapidement que dans la première expérience.

Le chien, reconduit dans sa loge, est triste, abattu; il se couche de tout son long sur la paille, et reste dans cet état, sans exécuter aucun mouvement, jusqu'à onze heures et un quart. A partir de cette heure, il éprouve de moment en moment des contractions spasmodiques des quatre membres, surtout des postérieurs, qui éprouvent des secousses semblables à celles que l'on détermine dans le train postérieur d'une grenouille avec la pile galvanique. La queue est aussi agitée par intervalle. Il la relève, l'agite comme s'il voulait flatter son maître, et la laisse retomber légèrement sur la paille. Pendant les intervalles des secousses, les muscles sont dans un grand état de relâchement; il n'y a point de raideur. L'ouïe est nulle ; la pupille est dilatée, l'animal ne voit plus ; la respiration est normale. Ces symptômes se montrent jusqu'au moment de la mort, qui arrive à onze heures et demie, après que l'animal a rendu une grande quantité d'excréments et une assez grande abondance d'urine. Il n'y a pas eu de secousses convulsives au moment de la mort. Aussitôt après, il s'exhale de la gueule du cadavre une odeur particulière très-forte, qui est celle de la conicine.

Lésions. — L'autopsie est faite une heure après la mort. Les poumons ont une couleur rosée naturelle ; ils ne contiennent qu'une très-petite quantité de sang. Le poumon gauche, sur lequel est mort l'animal, en contient un peu plus que l'autre ; les lobules antérieurs sont complétement vides de ce liquide. Les cavités du cœur, tant les oreillettes que les ventricules, sont remplies de gros caillots de sang noir ; les veines caves, antérieure et postérieure, sont aussi remplies d'épais caillots noirs. La bouche est pâle, la langue un peu livide. L'estomac est rempli d'une grande quantité d'aliments dont la digestion n'est pas commencée ; sa muqueuse n'est pas enflammée, ni celle de l'intestin. Le cœcum est rempli de gaz, de même que le rectum, dans lequel on ne trouve pas d'excréments. Le foie a une teinte un peu plus brune qu'à l'ordinaire ; la vésicule biliaire est pleine. Dans la bile qu'elle contient, il nage une grande quantité de petits corps légers, ressemblant à de la suie. Le tissu du foie est très-friable ; il s'écrase facilement entre les doigts ; ses vaisseaux sont remplis par un sang noir assez abondant. La rate n'offre rien de particulier. Les parois de la vessie sont contractées ; il n'y a que peu d'urine dans ce réservoir.

On peut voir dans les détails de cette observation la réunion de tous les symptômes propres à l'empoisonnement par la conicine. Il a été possible, dans ce fait, d'étudier l'abolition du sens de la vue, phénomène que nous avions eu plus de peine à saisir chez les autres animaux plus petits. En cela, ce puissant alcaloïde végétal se rapproche de l'action connue sur certains sens d'autres principes végétaux tirés des solanées, l'atropine par exemple.

En administrant la poudre de fruits de ciguë à hautes doses chez un autre chien, nous avons obtenu des effets analogues à ceux qu'on vient de constater : preuve nouvelle de la richesse en conicine de cette partie de la plante.

Le 28 novembre 1851, on ingère à un jeune chien de taille moyenne 10 grammes de poudre de ciguë que l'on délaye dans un peu d'eau. Presque aussitôt après l'introduction dans l'estomac de la substance, une raideur bien marquée du train postérieur se déclare; l'animal ne se déplace que lorsqu'on le sollicite en le tirant par sa chaîne, etc. Dix minutes après l'ingestion de la ciguë, le commencement de paralysie que l'on a déjà observé dans les membres de derrière envahit ceux de devant. Le sujet ne peut plus se soutenir; il tombe, et reste affaissé sur ses membres, qui sont sans mouvement. La tête, étendue sur le cou, est appliquée sur le sol. La circulation s'exécute à peu près selon son rhythme ordinaire. La respiration est un peu plus gênée. L'ouïe et la vue sont diminuées. L'insensibilité est complète : on pique l'animal avec une épingle dans presque toutes les parties du corps sans qu'il manifeste le moindre sentiment de douleur. On l'emporte dans sa loge, où il reste étendu, dans la même position que précédemment et sans mouvement, jusqu'à une heure trente-cinq minutes; alors il fait quelques efforts, et se couche sur le côté droit, position qu'on lui aide à prendre. A partir de ce moment, les symptômes s'aggravent. Les battements du cœur sont rares et intermittents; il y en a au plus 55 par minute. L'insensibilité est toujours complète. L'ouïe et la vue ont entièrement disparu. Des contractions spasmodiques et intermittentes, semblables à celles qui ont été produites par la conicine, se montrent dans les membres postérieurs, à la queue, aux membres antérieurs, au cou, aux mâchoires : on dirait que l'animal a le hoquet. Ces contractions sont générales, et se continuent, chaque fois qu'elles se montrent, plus longtemps que lors de l'administration de la conicine. L'animal meurt à cinq heures moins dix minutes.

Autopsie immédiatement après la mort. — Les cavités du cœur contiennent quelques petits caillots d'un sang noir épais. Le poumon est vide de ce liquide. La bouche est pâle, livide. L'estomac est rempli de gaz; après son ouverture, il exhale une forte odeur de conicine. La ciguë est encore dans ce viscère; on n'en trouve pas dans l'intestin. Le foie est un peu ramolli. La vésicule biliaire est pleine. La vessie est vide.

C. *Préparations pharmaceutiques; formules.*

Ayant constaté, soit par l'expérience, soit par le raisonnement, que les fruits de ciguë (*akène*) doivent désormais remplacer toutes les préparations de cette plante employées en médecine, il nous reste à faire connaître le parti que nous en avons tiré. Il est d'abord de la plus grande importance que les fruits de ciguë qu'on emploiera soient bien ceux de la grande ciguë, et qu'ils ne soient point mélangés avec d'autres de la famille des ombellifères. Voici leurs caractères. Ils sont presque globuleux, relevés de *cinq côtes crénelées;* quand les fruits sont divisés, les côtes se replient *en forme de croissant.* Ils n'ont pas, comme la plupart des autres ombellifères, une odeur aromatique particulière; celle-ci paraît être couverte par celle de la conicine. L'éthuse (*æthusa cynapium*), la phellandrie, l'anis, etc.*, ont des fruits qui physiquement ont beaucoup de rapports avec ceux de la ciguë ; mais quand on pulvérise ces derniers, l'odeur caractéristique qui s'en développe suffit pour les faire reconnaître. Une autre précaution à prendre consiste à avoir égard au temps où l'on doit récolter ces fruits. Ceux qui ont servi à nos expériences et à nos préparations étaient parvenus à l'ultimatum de leur maturité. C'est alors qu'il convient de les récolter pour l'usage de la médecine, parce qu'à ce moment ils sont isolés, pour ainsi dire, de la plante qui les a produits ; le principe actif réside alors en eux dans un véritable état de concentration et de fixité.

1° FORMULES POUR L'USAGE INTERNE.

Les fruits de la ciguë n'ont pas besoin de subir des transformations pharmaceutiques très-compliquées ; ils sont assez actifs par eux-mêmes pour pouvoir être employés en nature. Une simple manipulation nous a paru nécessaire pour en faciliter l'usage : c'est de les réduire en poudre et d'en former des pilules qui, recouvertes d'une enveloppe de sucre, doivent se conserver indéfiniment. Nous avons jugé à propos d'avoir des pilules de deux degrés de force, et nous les formulons comme il suit :

* Quelques journaux de médecine ont cité récemment un cas d'empoisonnement survenu par la confusion des semences d'anis avec celles de ciguë.

Pilules cicutées. — *Pilules n° 1* : Prenez 1 gramme de fruits de ciguë récemment pulvérisés ; faites, avec une quantité suffisante de sucre et de sirop, une masse que vous divisez en 100 pilules, que vous recouvrez de sucre à la manière des dragées, et qui sont du poids de 10 centigrammes. Ce numéro doit convenir aux personnes qui ne sont point habituées encore au médicament et qui sont d'un tempérament délicat. On commence par 2 pilules le premier jour, et l'on va progressivement jusqu'à 10, 15, 20, en augmentant d'une chaque jour. Alors il devient plus commode d'employer les pilules n° 2.

Pilules n° 2 : Prenez 5 grammes de fruits de ciguë récemment pulvérisés ; incorporez-les avec quantité suffisante de gomme et de sucre pour faire une masse qu'on divisera en 100 pilules et qu'on couvrira d'une enveloppe de sucre. Chaque pilule pèsera 25 centigrammes.

Nous complèterons la série des médicaments internes par la formule d'un *sirop de conicine* qui offrira la plus grande utilité au praticien :

Épuisez 10 grammes de fruits de ciguë par de l'alcool à 28°, soit 60 grammes, pour former une teinture que vous ajouterez dans 3,000 grammes de sirop aromatisé *ad libitum.*

30 grammes de ce sirop représentent 1 décigramme de fruits de ciguë ou 1 milligramme de conicine. Une cuillerée à bouche étant l'équivalent de 30 grammes de sirop, le malade qui prend une pilule du n° 2

pourra prendre une demi-cuillerée à bouche de notre sirop *.

2° FORMULES POUR L'USAGE EXTERNE.

Baume de conicine : Le procédé que nous suivons pour préparer le baume de conicine nous autorise à lui donner ce nom. C'est, en effet, une véritable dissolution dans la graisse de la conicine, dégagée des principes qui la retenaient dans sa combinaison naturelle, et aussi pure que les procédés que nous avons proposés pour l'extraire peuvent nous le permettre.

Ainsi, après avoir épuisé les fruits de ciguë par l'alcool, et après en avoir séparé autant que possible la conicine au moyen de l'éther et de la potasse caustique, en s'astreignant aux précautions indiquées plus haut, nous prenons : éther cicuté, provenant, par exemple, de l'épuisement de 100 grammes de fruits de ciguë, et 200 grammes d'axonge récente bien lavée. Nous commençons par faire évaporer l'éther cicuté à l'air libre, c'est-à-dire en le versant peu à peu dans une assiette, et aussitôt que la plus grande partie de celui-ci aura été éliminée, et que la conicine commencera à paraître sur l'assiette *sous forme de petites gout-*

* D'après nos recherches, voici la quantité proportionnelle de conicine que renferment les médicaments internes que nous venons de formuler : 1 gramme de poudre de fruits donne 1 centigramme de conicine ; 1 décigramme donne 1 milligramme de conicine ; 5 centigrammes (poids de nos pilules) donnent 1/2 milligramme.

telettes jaunes, se séparant du reste du véhicule, on y incorpore l'axonge peu à peu, en remuant continuellement pour faire évaporer le reste de l'éther. On aura ainsi un baume de conicine qui sera très-actif et dont l'emploi sera fort commode.

Liqueur de conicine pour injections :

Alcoolé de ciguë	100	grammes.
Eau de chaux	900	—

Filtrez au bout de quelques instants.

Dans cette préparation, nous avons cru devoir employer l'eau de chaux à la place de l'eau ordinaire. Nous avons dit ailleurs que l'alcoolé de ciguë ne répandait pas l'odeur de la conicine, mais quand on lui adjoint l'eau de chaux cette odeur se développe à l'instant à un haut degré; la conicine est dégagée par la chaux de sa combinaison saline et reste à l'état libre en dissolution dans l'eau.

Nous avons formulé quelquefois des pilules et une pommade avec la conicine qu'on retirait du commerce d'Allemagne * :

Conicine	1	gramme.
Axonge	80	—

* Nous avons depuis soupçonné que cette prétendue conicine pouvait n'être que de la nicotine, ou du moins que cette dernière substance s'y trouvait en grande proportion.

Cette préparation avait peu d'odeur et peu d'action, soit que le produit fût impur, soit surtout que la conicine se fût évaporée pendant sa trituration avec la graisse. Il en a été de même des pilules qui étaient supposées contenir 1 milligramme de cette conicine. Ceci prouve encore une fois qu'en fait de matière médicale, on n'a pas toujours intérêt à isoler des principes n'agissant pas seulement par eux-mêmes, mais encore par l'ensemble des éléments qui les entourent et leur servent de correctifs et d'adjuvants dans un but prévu par la nature.

CHAPITRE V.

APPLICATIONS CLINIQUES DES MÉDICAMENTS QUI PRÉCÈDENT AUX AFFECTIONS GRAVES DE LA MATRICE ET DU SEIN ; RÉSULTATS THÉRAPEUTIQUES.

Depuis deux ans que nous nous livrons à des études cliniques concernant le mode d'action des médicaments décrits plus haut, nous sommes loin d'avoir épuisé la série des cas dans lesquels ils peuvent trouver une heureuse application. Ces cas sont ceux où les préparations ordinaires de ciguë ont été administrées, hormis les engorgements chroniques, les squirrhes et le cancer. On le sait, l'extrait de grande ciguë a été vanté dans les affections dartreuses invétérées, soit seul, soit associé à d'autres médicaments. Nous n'avons point encore recueilli d'observation particulière à ce sujet, mais l'analyse, et surtout ce que nous connaissons de l'énergie thérapeutique de la substance que nous avons employée, nous conduit à la proposer dans les cas de dermatoses réfractaires entretenues par une dyscrasie. Nous projetons de l'administrer dans certaines formes d'eczéma chronique, dans les lupus ou dartres rongeantes.

Avant d'appliquer cette nouvelle médication aux cas graves que la nature, la marche et le siége des symptômes nous désignaient comme des affections rebelles, nous l'avons essayée dans des cas graves à la vérité, mais non entièrement réfractaires aux ressources de l'art. En un mot, nous avons procédé cliniquement du simple au composé. On sait combien les tumeurs de la région cervicale, celles surtout qui sont entretenues par le vice scrofuleux, sont difficiles à résoudre. Nous avons employé les pilules et les frictions de conicine avec un succès marqué, dans une dizaine de cas, chez de jeunes personnes scrofuleuses. Nous avons obtenu la disparition de tumeurs sous-maxillaires énormes, contre lesquelles les résolutifs ordinaires avaient échoué. L'avenir décidera des services que pourront rendre dans l'affection scrofuleuse les médicaments dont il est question, et que l'expérience du passé porte à administrer dans des cas semblables, puisque Hufeland et Desbois de Rochefort ont déjà préconisé les préparations ordinaires de ciguë dans les scrofules. Il en sera de même par rapport à certaines formes de goître, d'engorgement des testicules, maladies contre lesquelles nous n'avons point encore essayé cette substance.

Parmi les engorgements des organes internes, l'engorgement chronique du corps et du col de l'utérus nous paraît avoir rencontré, d'après nos observations, une médication efficace dans l'emploi des fruits de la ciguë. Nous avons réduit par ce moyen, et en peu de temps, des organes chez lesquels le toucher faisait reconnaître un volume considérable du col et du corps de l'utérus, avec immobilité complète et prolapsus. Ces affections avaient succédé soit à des suites de couches négligées, soit à la ménopause. Nous croyons en cela avoir apporté un perfectionnement au traitement des affections utérines en général, dont la cure est encore si problématique *. Mais il est important d'établir une distinction éminemment pratique entre les diverses espèces d'engorgement de l'utérus; elle fournira l'indication de l'emploi du remède que nous proposons.

La première forme d'engorgement, et c'est la plus commune, est celle qu'on caractérise assez bien par cette dénomination d'*hypertrophie inflammatoire de l'utérus*. Dans ce cas, qui succède habituellement aux suites de couches négligées, le tissu de l'organe, augmenté de volume, conserve une certaine mollesse par l'extravasation dans sa substance d'un fluide muqueux, quelquefois d'apparence gélatiniforme. C'est, en un mot, l'*engorgement humide* des anciens, dénomination à laquelle ils attachaient un grand sens pratique. C'est à cette forme pathologique que nous nous sommes

* La pratique des grands hôpitaux offre journellement la preuve de l'instabilité des cures des affections utérines. Que de malades qu'on croyait et qui pensaient elles-mêmes être guéries, reviennent au bout de peu de temps réclamer encore l'assistance du médecin!

particulièrement adressé, et c'est contre elle que nous avons obtenu des succès. Mais lorsque le tissu de l'organe est induré par suite d'une transformation fibro-cartilagineuse, ce qui constitue la seconde forme d'engorgement, il n'y a rien à attendre des préparations indiquées. Nous les avons employées des mois entiers sur une jeune fille chez laquelle nous avions diagnostiqué une affection de ce genre, et nous n'avons obtenu aucun résultat. L'état général de la malade paraissait offrir cependant les conditions les meilleures pour obtenir des effets thérapeutiques ; toutes les fonctions étaient saines, mais la lésion locale, par son volume et son induration, échappait à toute action curative.

Il nous est arrivé quelquefois de reconnaître, chez les femmes traitées par cette méthode, un col induré et présentant des divisions qui le séparaient en autant de lobes. Cet aspect pouvait faire soupçonner une maladie cancéreuse, mais un examen plus attentif nous démontrait que cette disposition était due au travail de l'inflammation qui avait amené l'engorgement. Nous avons reconnu par là combien sont justes sur ce point les idées de l'auteur d'un traité récent sur les affections utérines, combien elles méritent d'être propagées pour éviter les erreurs de diagnostic. « Ces lobes, dit-il, ne sont autre chose que le résultat de la déchirure du col, survenue à une époque antérieure, dans un avortement, dans un accouchement simple ou laborieux, surtout à la suite de l'application des instruments. Les surfaces déchirées ne se cicatrisent pas, et l'ulcération qui s'en empare finit par être suivie de l'hypertrophie de ces espèces de segments. Parfois on leur voit acquérir une dureté comme pierreuse, et, au premier aspect, on pourrait croire qu'il existe là une affection cancéreuse. J'ai vu plusieurs erreurs de ce genre commises par des hommes fort instruits et très-haut placés dans la science. Il y a cependant un moyen facile de fixer le diagnostic : lorsque l'aspect lobulé, irrégulier du col de l'utérus est purement inflammatoire et consécutif à une déchirure, les fissures qui séparent les lobes irradient comme d'un centre. C'est tout le contraire dans le cas de tumeur cancéreuse. Enfin chaque lobe, pris séparément, est parfaitement lisse, et ne présente pas de traces de bosselures ou d'inégalités superficielles *. » Dans cette forme, les préparations de conicine, employées intérieurement et extérieurement, ont de puissants résultats. Nous nous sommes presque toujours abstenu dans ces cas de la cautérisation. Le baume de conicine, comme nous le dirons plus tard, était appliqué directement sur l'organe malade.

Comme l'expérience a démontré que les chances favorables du traitement médical du cancer sont en raison directe du degré le moins avancé de l'affection, il est important, pour les affections cancéreuses de l'utérus, de savoir si elles peuvent être reconnues dès leur début. C'est une question fort controversée, comme on le sait. Pour beaucoup de praticiens, c'est presque

* H. Bennet, *Traité pratique de l'inflammation de l'utérus*, etc., p. 85.

constamment lorsque le cancer est arrivé à une période avancée de son développement ou à la période d'ulcération, que les femmes viennent réclamer le secours de l'art, dans le cas de cancer du col de l'utérus. Il semblerait, par conséquent, que les productions cancéreuses de cette région trahissent à peine leur présence dès les premiers temps de leur formation, et que leurs progrès, éminemment insidieux, fixent à peine l'attention de la malade ou de son médecin vers l'état de l'utérus. Ceci n'est malheureusement que trop vrai, en partie; les conseils de la médecine sont invoqués trop tard. Mais s'ensuit-il d'une manière absolue qu'une maladie cancéreuse du corps ou du col de l'utérus soit méconnaissable à sa première période? Ceci contredirait les lois qui président au développement des productions organiques : elles ont une période d'état et une période de désorganisation. A la première période de la maladie, la marche peut être lente; des années peuvent s'écouler quelquefois avant que la maladie passe à la période de désorganisation. Dans l'intervalle, les malades n'éprouvent que des douleurs assez peu intenses et passagères, ou même seulement une sensation de gêne, dont elles rapportent souvent le siége à l'une ou l'autre région ovarique ou à l'orifice du col de l'utérus, avec des engourdissements le long de la partie antérieure et interne des cuisses. Il existe alors une altération particulière des traits, un commencement de teinte jaune-paille de la face, symptôme qui doit vivement préoccuper le médecin et l'engager à pratiquer une exploration directe. C'est alors qu'on trouve à la surface du col de l'utérus des indurations pâles, indolentes, semblables à des grains de plomb, peu sensibles à la pression, disséminées irrégulièrement. C'est dans cette période qu'un traitement rationnellement institué et énergiquement poursuivi, comme celui que nous décrirons plus loin, peut avoir de grandes chances d'efficacité. C'est avec plaisir que nous avons reconnu que ces idées encourageantes étaient professées par des médecins anglais d'un haut mérite et d'une solide expérience, tandis que la plupart des praticiens français persistent dans le pronostic le plus desolant et les médications les plus stériles. M. Montgomery, professeur d'accouchements à l'université de Dublin, dans un article qu'il a publié sur la première période des affections cancéreuses de l'utérus, s'exprime ainsi : « Je suis pleinement convaincu, par une observation de plusieurs années, que l'on peut faire quelque chose pour tarir à sa source le torrent de douleurs sous lequel la malade ne tarderait pas à succomber. Je crois même fermement que, dans plusieurs cas, on peut arrêter les progrès de la maladie et arracher la victime au sort cruel qui la menace. » Il en est de même des docteurs Clarke et Ashwell; celui-ci surtout est très-explicite touchant la possibilité du diagnostic d'une affection cancéreuse de l'utérus à son début et sur sa curabilité *.

* Ashwell, *On the diseases of females.* London, 1847.

Une partie des réflexions qui précèdent est applicable aux maladies du sein. Les tumeurs qui envahissent cet organe sont *bénignes* ou *malignes*. Les premières n'ont pas leur point de départ dans une altération de l'économie entière, et n'entraînent aucune infection constitutionnelle grave ; leur tendance n'est point d'envahir les parties voisines et d'affecter des organes plus ou moins éloignés du siége primitif de la lésion. Le type du genre et qui correspond à ce que nous avons désigné sous le nom d'*hypertrophie inflammatoire de l'utérus*, c'est la *tumeur mammaire chronique* d'Astley Cooper. Cette affection, indolore à son début, est mobile et lobulée ; elle se compose d'un certain nombre de lobes réunis entre eux, mais présentant cependant des dépressions dans leurs intervalles ; elle est compatible avec la persistance de la santé générale. Il en est de même de la *tumeur scrofuleuse de la mamelle :* elle est exactement circonscrite, lisse à sa surface et à peine sensible à la pression ; elle se signale surtout par l'existence, dans d'autres parties du corps, de tumeurs du même genre, siégeant dans les ganglions lymphatiques. Telles sont les affections chroniques du sein qui rentrent dans la sphère de la médication résolutive, car nous ne pouvons y ranger les tumeurs osseuses, hydatiques et enkystées. Quoique ces dernières, par leur nature purement locale, rentrent dans la classe des tumeurs bénignes, leur composition les rend réfractaires à la puissance décomposante et absorbante de l'économie.

Les résolutifs ordinaires ont quelquefois prise sur les engorgements du premier genre ; mais il faut avouer aussi que les médicaments employés soit à l'intérieur, soit localement, n'ont guère d'influence sur ces espèces de tumeurs, principalement sur la mammite chronique. En effet, comme elles se développent avec beaucoup de lenteur, leur résorption exige aussi un temps fort long, et, quand elles disparaissent, c'est d'une manière extrêmement graduelle. Il est donc de la plus haute importance de posséder un résolutif dont l'énergie d'action dépasse celle des substances déjà employées. Le pronostic de ces lésions peut changer avec le temps : de rassurant il peut devenir fatal ; l'expérience clinique l'a malheureusement trop souvent démontré.

« Il faut remarquer, dit un illustre chirurgien de ce siècle, l'autorité la plus imposante touchant cette matière, que quelques-uns de ces engorgements bénins, après avoir existé pendant longtemps à l'état indolent et stationnaire, peuvent subir des changements que déterminent certaines altérations générales de la constitution, changements qui peuvent rendre leur extirpation nécessaire. Le caractère cancéreux (*malignant*) peut s'y développer sous l'influence d'une disposition générale, d'affections morales tristes, ou de la cessation de l'écoulement menstruel *. »

* Sir Astley Cooper, *OEuvres chirurgicales complètes*, p. 503, traduction française de Chassaignac et Richelot, 1837. — Ce praticien consommé était arrivé à une précision étonnante de diagnostic pour distinguer les tumeurs opérables de celles qui ne l'étaient pas. On voit par le passage

Les tumeurs de la seconde classe sont constituées par e squirrhe et le cancer, deux variétés de la même affection. Elles se développent sous l'influence d'une altération générale de la constitution, ont une tendance à envahir les parties situées dans leur voisinage, et s'accompagnent fréquemment de lésions de la même nature dans les parties différentes et même éloignées de celle qui a été primitivement affectée. Elles présentent un aspect irrégulièrement bosselé, et sont le point de départ d'irradiations douloureuses sous l'aisselle. Enfin ce qui achève de fixer le praticien sur leur véritable nature, c'est leur résistance inflexible, si l'on peut s'exprimer

qui suit, empreint des sentiments d'une âme élevée, combien il attachait d'importance à cette étude, quelle conscience et quelle attention il apportait à l'examen des malades :

« La précision de diagnostic, dit-il, qui résulte de pareilles études, est une source de sécurité pour le malade, non moins que de satisfaction pour le chirurgien. J'ai été rarement témoin d'une joie plus vive que celle qui se peint sur les traits d'une femme, mère d'une nombreuse famille dont elle est l'unique appui, quand, présentant à un chirurgien son sein déformé par une tumeur et attendant la confirmation d'une sentence qu'elle a déjà prononcée elle-même, elle reçoit, au contraire, l'assurance positive que ses craintes n'étaient pas fondées. Pâle et tremblante, elle arrive près du chirurgien, et, présentant le sein malade, elle dit d'une voix altérée : « Monsieur, je viens vous consulter pour un « cancer que je porte au sein. » Si, après une exploration attentive, le chirurgien lui affirme que la maladie n'est point un cancer, qu'elle n'est accompagnée d'aucun danger et qu'elle n'exigera point l'emploi d'une opération, alors le passage subit de la crainte à la joie fait naître sur les traits de cette femme le sourire de la reconnaissance ; et c'est à peine si elle éprouve plus de bonheur au moment où elle rejoint une famille chérie dont elle se croyait à la veille d'être séparée pour toujours, quand elle avait la seule perspective de ne devoir son salut qu'à une opération douloureuse et incertaine dans ses résultats. »

ainsi, aux efforts de la médication résolutive. Nos observations, où le triomphe des préparations de conicine a été évident, ont présenté la plupart de ces caractères; c'étaient des tumeurs qui étaient restées longtemps immobiles au milieu des tentatives de médications bien entendues et bien dirigées.

OBSERVATIONS PARTICULIÈRES.

1° ENGORGEMENTS DIVERS.

OBSERVATION I. — *Engorgement scrofuleux des glandes cervicales datant de neuf mois. Insuffisance des préparations iodurées. Guérison rapide au moyen des préparations de fruits de ciguë.*

Julie Triffet, apprêteuse de tulle, âgée de dix-sept ans, née à Privas (Ardèche), entre dans notre service le 15 juin 1850. Elle présente tous les caractères de la constitution scrofuleuse : nez épaté, mâchoire évasée, teint coloré et peau luisante, etc.; sur les joues et dans l'intérieur des narines il y a des croûtes d'ecthyma.

Depuis l'âge de huit ans, elle porte des glandes indurées à l'angle de la mâchoire, du côté droit. Depuis deux ans environ, ces tumeurs, qui étaient restées stationnaires, ont pris un grand accroissement; elles atteignent actuellement le volume d'un œuf de pigeon ; elles sont adhérentes, indolores, mais elles gênent un peu les mouvements d'abaissement de la mâchoire. Les glandes sous-maxillaires sont également tuméfiées, mais elles sont d'un petit volume et réunies en chapelet. Cette jeune fille est peu développée pour son âge ; ses règles ont apparu deux fois depuis l'âge de quinze ans. Elle a été soumise longtemps à l'usage de l'huile de foie de morue, qu'elle prenait à la consultation gratuite de l'Hôtel-Dieu ; elle a, de plus, fait des frictions sur les parties malades avec une pommade iodurée.

Prescriptions (16 juin). — Frictions avec une pommade contenant 4 grammes d'iodure de potassium et 8 grammes d'extrait ordinaire de ciguë ; tisane de houblon ; huile de foie de morue, quatre cuillerées par jour.

Ces moyens, auxquels on adjoint un régime alimentaire substantiel, sont continués jusqu'au 7 juillet, et n'amènent aucun changement dans le volume et la consistance des glandes cervicales.

Le 8 juillet, nous prescrivons l'usage des pilules n° 1, deux le matin et deux le soir ; frictions avec la pommade de conicine. Les pilules sont augmentées d'une chaque jour jusqu'au nombre de douze.

Le 20, diminution sensible des tumeurs, appétit augmenté. Frictions trois fois par jour.

Le 12 août, la malade quitte l'hôpital sans aucun engorgement. Nous l'avons revue le 10 septembre ; il n'y avait aucune apparence de la maladie ancienne.

Observation II. — *Adénite cervicale simple, suite de refroidissements. Inutilité des fondants et des résolutifs ordinaires; efficacité de la pommade de conicine.*

Mélanie Rutkem, âgée de vingt-trois ans, d'une forte constitution, d'un tempérament lymphatico-sanguin, entre le 20 février 1851 dans notre service, et est couchée au n° 108.

Cette fille, ouvrière en soie, à la suite de plusieurs refroidissements, a été prise d'accès fébriles irréguliers, avec quelques symptômes d'embarras gastrique. Depuis un mois, en outre, elle porte au niveau de l'angle de la mâchoire une tumeur dure, arrondie, du volume d'un œuf de poule, et qui est constituée par des glandes lymphatiques indurées. Il en existe quelques-unes du volume d'une noisette à la région sous-maxillaire. La malade fait dater leur apparition d'un refroidissement auquel elle fut exposée sous l'influence d'un courant d'air, et qui lui occasionna une angine tonsillaire. Depuis cette époque, la tumeur a constamment augmenté de volume.

Après quelques jours d'une médication délayante, appropriée aux symptômes gastriques que présente cette malade, elle est soumise à une médication fondante et résolutive : tisane de saponaire iodurée ; frictions avec la pommade d'iodure de potassium.

Ce traitement, commencé le 8 mars et suivi avec persévérance, n'amène aucun changement dans l'état des glandes. Le 21 mars, nous faisons pratiquer matin et soir des frictions avec la pommade de conicine*. Le 30 avril, la malade sort guérie. A partir de la quatrième friction, les glandes s'étaient râmollies, et leur résolution s'était insensiblement effectuée.

OBSERVATION III. — *Tumeurs mésentériques multiples, de consistance squirrheuse, existant depuis une vingtaine d'années. Insuccès de médications variées; résolution obtenue en deux mois par l'usage intérieur et extérieur des fruits de ciguë.*

Mme C..., âgée de soixante-trois ans, demeurant aux Brotteaux, vint nous consulter le 2 mars 1851.

Cette dame, à la suite de violents chagrins occasionnés par des revers de fortune, éprouve des dérangements dans les fonctions digestives : inappétence, renvois amers; le matin, vomituritions; alternatives de diarrhée et de constipation. Ces désordres datent de vingt ans à peu près; depuis lors cette dame a été toujours valétudinaire. C'est à partir du même temps qu'elle a éprouvé, à la partie supérieure et moyenne de la région abdominale, une tension douloureuse; elle

* Nous devons prévenir le lecteur que, pour mieux apprécier les effets thérapeutiques de la nouvelle substance administrée, nous l'avons préparée nous-même et fournie gratuitement aux malades de notre service de l'Hôtel-Dieu.

a senti, en se palpant le ventre et étant dans la position horizontale, ce qu'elle appelle *ses grosseurs*.

Le teint de cette malade est terreux; l'amaigrissement est très-prononcé ; elle présente le cachet des malades atteints de lésions organiques des viscères placés immédiatement au-dessous du diaphragme. Il existe un profond découragement ; un peu de fièvre le soir.

En palpant l'abdomen, nous sentons, à la région supérieure et moyenne du ventre jusqu'au-dessous de la grande courbure de l'estomac, une série de tumeurs arrondies et dures, qui sont peu espacées entre elles ; il y en a de superficielles, il y en a qui sont situées plus profondément. Il y en a aussi à la région ombilicale ; elles sont indolores lorsque la malade est couchée, mais lorsqu'elle est debout et que des vêtements la gênent la sensibilité du ventre s'exagère.

Prescriptions (9 mars). — Pilules n° 1, une le matin et une le soir, en augmentant d'une chaque jour jusqu'à douze ; frictions deux fois par jour avec le baume de conicine; eau de Bussang pour boisson ; régime analeptique et substantiel.

Jusqu'à la fin de mars, nous ne constatons aucune amélioration. Les pilules sont portées à vingt dans la journée ; frictions trois fois par jour.

Le 5 avril, la malade s'aperçoit elle-même que ses tumeurs ont diminué ; leur consistance est moins dure. Mêmes prescriptions. Le 20, elle peut s'habiller et revêtir une robe un peu plus serrée, chose qu'elle n'avait pu faire depuis longtemps.

L'amélioration, à partir de ce jour, suit une marche ascendante. En même temps que les tumeurs diminuent de volume, les digestions se font mieux.

Le 18 mai, la palpation, exercée avec attention, ne nous fait percevoir aucune tumeur. Le traitement spécial est suspendu, et la malade est soumise à un traitement général en rapport avec l'affaiblissement de la constitution.

Nous avons revu cette malade le 7 juillet, et à cette époque il n'existait aucune trace d'engorgement mésentérique.

Nous devons à l'obligeance du docteur Jobert la relation d'un cas intéressant de glandes squirrheuses du creux de l'aisselle, terminées promptement par résolution, sous l'influence de la pommade de conicine. Voici quelques détails de cette observation :

« M. Puget, passementier, âgé de trente ans, d'une constitution sèche, maigre, demeurant rue Grenette, nº 6, me fit appeler, le 10 novembre 1851, pour un engorgement glanduleux qu'il portait depuis quelque temps sous l'aisselle gauche.

« Cette tumeur, formée par l'engorgement des ganglions lymphatiques, offrait le volume d'un œuf de poule; elle s'étendait profondément sous l'aisselle, adhérait à la peau et aux parties profondes, était inégale, bosselée, douloureuse; la douleur était lancinante. Cette tumeur offrait tous les caractères du squirrhe.

« Je conseillai des cataplasmes émollients de graine de lin, de décoction de tête de pavot et de graisse blanche.

La douleur devint moins vive. Je fis faire matin et soir une friction avec la pommade hydriodatée. Ce traitement fut continué sans succès jusqu'au 18 décembre.

« Ce fut alors que j'eus connaissance des expériences faites sur la ciguë par notre honorable collègue M. Devay et par M. Guilliermond fils pour l'extraction des principes actifs de ce végétal. Je fis pratiquer des frictions sur la tumeur avec la pommade. Au bout de peu de jours, la tumeur se ramollit sensiblement, un petit abcès superficiel se forma ; au bout d'un mois, il n'y avait plus de trace d'engorgement...

« Je crois avoir obtenu chez M. Puget un succès remarquable, et je me plais à le constater pour rendre hommage à la vérité et aux travaux de MM. Devay et Guilliermond. Je pense qu'ils ont rendu à la science un service éminent, en nous procurant un nouveau moyen de secours qui m'a paru être d'une puissante action et d'une grande efficacité dans les engorgements glanduleux ayant quelque tendance à prendre un caractère squirrheux *. »

* M. Jobert, ancien secrétaire de Marc-Antoine Petit, a rédigé, conjointement avec le docteur Lusterbourg, les œuvres posthumes de ce grand maître.

OBSERVATION IV. — *Engorgement considérable du corps et du col de la matrice, avec légère antéversion datant de deux ans et demi. Traitements antérieurs infructueux. Guérison par la nouvelle préparation de ciguë.*

Anne Gerbier, cultivatrice, demeurant à Aladane (Savoie), entre, le 7 février 1850, à la salle des Troisièmes-Femmes, au n° 109.

Cette malade, âgée de quarante-deux ans, d'un tempérament lymphatico-sanguin, d'une constitution forte, a fait plusieurs enfants ; ses couches ont été heureuses, quoiqu'elle ait pris fort peu de précautions : comme la plupart des femmes de la campagne, elle s'est levée et a repris ses travaux presque dès les premiers jours. Depuis un an et demi, elle a éprouvé quelques retards dans la menstruation; elle a commencé à ressentir, dès cette époque, une sensation de pesanteur dans le bassin ; elle n'a apporté aucun soin à ces symptômes.

Il y a deux mois elle a éprouvé une abondante métrorrhagie, à la suite de laquelle les symptômes qui précèdent se sont augmentés ; des crampes douloureuses à la partie interne des cuisses s'y sont jointes : c'est ce qui la décide à entrer à l'hôpital.

L'examen des parties, pratiqué le 10 février, fait constater l'état suivant : le col, volumineux et dur, est porté un peu en arrière ; les lèvres du museau de tanche sont entr'ouvertes et boursouflées. Le corps a perdu beaucoup de sa mobilité; il y a de la douleur lorsqu'on cherche à redresser le col. Ce dernier, examiné au spéculum, est d'une coloration violacée; des déchirures saignantes bordent sa cavité, au travers de laquelle s'écoule un liquide mélangé de sang et de mucosités épaisses.

Prescriptions. — Tisane de bourgeons de sapin; pilules avec l'extrait de ciguë, le jalap et le savon, à la dose de trois chaque jour; frictions cicutées et iodurées aux plis de l'aine et au-dessus du pubis; repos absolu. A ce traitement, continué sans interruption jusqu'au 12 mars, nous ajoutons, à cette date, un vésicatoire camphré sur la région du sacrum. A la fin du mois de mars, l'amendement obtenu était insignifiant.

Prescriptions (25 mars). — Trois pilules n° 1; frictions avec la pommade de conicine matin et soir. Le 29 mars, suppression de la perte blanche; lorsque la malade se lève, elle ressent moins de pesanteur dans la cavité du bassin.

Le 5 avril, nouvel examen au spéculum, moins douloureux; le col a diminué de volume et est moins porté en arrière. Les pilules, à cette époque, sont élevées à quinze dans la journée; elle en prend deux à la fois.

Le 15, les pilules sont prises au nombre de vingt. tant dans la journée que dans le courant de la nuit, Elle a éprouvé des coliques; retour de l'écoulement. Le toucher, pratiqué le 19, indique une diminution notable du volume du col; le corps est plus mobile. Du reste, l'état général s'améliore sensiblement; la face se colore un peu; la malade peut descendre au promenoir sans souffrir et sans éprouver des tiraillements douloureux à la partie interne des cuisses.

Le 20, les pilules sont augmentées de deux, soit vingt-deux. Coliques, céphalalgie.

Le 7 mai, la malade est examinée au spéculum. Le col, dont l'orifice est entr'ouvert, est peu volumineux; la mobilité de l'utérus est normale.

Le 27, la malade, qui depuis plusieurs jours demandait à sortir, obtient son *exeat*, après nous être assuré que sa guérison était complète. Nous l'avons revue deux mois après; son état était toujours satisfaisant.

Observation V. — *Engorgement hypertrophique du corps et du col de l'utérus à la suite de couches négligées. Amélioration rapide obtenue par les préparations de fruits de ciguë. Sortie prématurée.*

Adèle Gravin, âgée de vingt-deux ans, domestique, d'un tempérament lymphatique, entre le 17 mars 1851 aux Troisièmes-Femmes. Cette fille est accouchée il y a six mois à l'hospice de la Charité. Depuis lors elle ne s'est jamais bien portée : douleurs ovariques, lombo-sacrées; marche difficile; écoulement blanc, opiniâtre; menstruation pénible et irrégulière, émission cuisante des urines, constipation, tels sont les principaux symptômes que la malade accuse. L'examen des parties fait constater l'état suivant : par le toucher, col volumineux, dur et abaissé, utérus peu mobile ; au moyen du spéculum, le col apparaît d'une couleur violacée, il est comme boursouflé. L'orifice, à travers lequel s'écoule une grande quantité de mucosités épaisses, est bordé par des fissures profondes. L'état général de la malade n'offre rien à noter, si ce n'est un peu d'amaigrissement et de pâleur.

Le 22, deux pilules n° 1 matin et soir ; frictions sur les régions ovarique et hypogastrique avec la pommade de conicine.

Le 29, elle prend douze pilules dans la journée.

Le 10 avril, le toucher fait reconnaître une amélioration notable : le col est moins gros et moins abaissé ; la malade se sent plus légère. Quinze pilules.

Le 16, la malade, se croyant guérie, demande avec instance à sortir. L'examen des parties fait reconnaître une diminution du volume du col ; mais il existe encore un peu de tuméfaction de cette partie de l'organe. C'est en vain que nous voulons retenir la malade, elle sort le 17. Mais, d'après ce qui s'est passé, nous avons acquis la conviction de la possibilité d'une guérison complète et définitive, si le traitement eût été poursuivi encore quelque temps.

2° SQUIRRHES. CANCERS.

OBSERVATION VI. — *Ulcérations profondes du col de la matrice, avec érosion d'une portion de l'organe; fongosités; métrorrhagies abondantes alternant avec un écoulement blanchâtre fétide. État grave. Guérison au bout de quatre mois et demi.*

Françoise Pesselet, de Grenoble, passementière, 37 ans, est couchée au n° 97 le 21 septembre 1850. Cette fille, d'un tempérament nerveux, d'une constitution profondément détériorée, a eu un enfant venu à terme à l'âge de vingt ans; elle s'est blessée, depuis, deux fois à trois mois. A dater de son accouchement, elle n'a jamais joui d'une bonne santé. Il y a quatre mois que ses règles se sont supprimées; mais à des intervalles irréguliers elle a éprouvé deux fortes métrorrhagies. Elle accuse de violentes douleurs à la région hypogastrique et à la région lombaire. Vomissements le matin, céphalalgie, insomnie, sensation d'une boule remontant de l'estomac jusqu'au col, teint terreux jaune-paille, un peu de fièvre le soir, tels sont les principaux symptômes notés sur la feuille d'observation lors de son entrée. L'examen des organes génitaux, pratiqué le 23, fait constater l'état suivant : col dévié à gauche, crevassé, dur dans certains points, mou dans d'autres; sensation par le toucher de petites duretés semblables à des grains de maïs. L'introduction du spéculum est douloureuse et détermine l'écoulement d'un ichor fétide. L'aspect du col de l'utérus présente deux ulcérations fongueuses, qui ont corrodé toute la lèvre supérieure du museau de tanche, tandis que l'inférieure est hypertrophiée ; à sa surface s'aperçoivent quelques petites tumeurs de coloration blanchâtre. Il y a une déviation du col à gauche.

Jusqu'au 10 octobre, le traitement mis en usage a consisté dans l'emploi des astringents combinés aux toniques. L'ergotine a été prescrite à diverses reprises pour arrêter les pertes. A cette époque nulle amélioration ne s'était manifestée.

Le 11, trois pilules de poudre de fruits de ciguë ; on augmente progressivement jusqu'au 15. Dès les premiers jours, on note une diminution des douleurs et tranchées utérines.

Le 20, seize pilules ; frictions sur les flancs avec la pommade de conicine. Diminution sensible des pertes.

Le 12 novembre, facies redevenu meilleur ; sommeil. Les métrorrhagies ont cessé. Même traitement.

Le 15, l'introduction du spéculum est moins douloureuse ; le dégorgement du col s'est opéré en partie ; l'ulcération de la partie supérieure du museau de tanche a diminué. Depuis quelques jours, l'écoulement blanc est moins fétide. Injections avec alcoolé de ciguë.

Le 30 novembre, amélioration progressive et soutenue. Les forces sont revenues.

Le 2 décembre, les pilules sont poussées jusqu'à vingt-cinq par jour ; frictions trois fois par jour.

Le 3, la malade a éprouvé de violentes coliques. Même prescription,

Le 7, retour de l'hémorrhagie utérine; elle cesse le lendemain.

Le 21, même état; amélioration de l'état général et des forces.

Jusqu'au 1er janvier 1851, nous ne notons rien de particulier, si ce n'est une névralgie faciale qui pendant quelques jours a tourmenté la malade et lui a occasionné des insomnies.

Le 25 janvier, la malade, ne ressentant plus aucune douleur, ayant acquis assez de forces pour descendre dans les cours sans être incommodée, demande sa sortie. Nous parvenons à la retenir jusqu'au 23 février, et nous nous assurons qu'à cette époque il n'existe plus aucune trace des lésions antérieures. (Cette malade a été vue par plusieurs de nos jeunes confrères, parmi lesquels nous nous plaisons à citer les docteurs Vernay, médecin de l'Hôtel-Dieu, Faivre, Giraud fils, etc.)

Au mois d'août, cette femme est venue nous voir, et sa santé s'était maintenue bonne.

Observation VII. — *Bosselures et ulcérations du col de l'utérus; douleurs lancinantes intolérables; hémorrhagies abondantes. Amélioration rapide. Revue au bout de dix mois.*

Marie Croibier, âgée de quarante-deux ans, entre, le 14 novembre 1850, dans notre service, n° 84. Cette femme, mère de huit enfants, d'un tempérament lymphatico-nerveux, est sujette, depuis neuf à dix ans, à des irrégularités menstruelles. Dans ses nombreux accouchements, elle a deux fois, faute de soins, éprouvé des hémorrhagies abondantes; dans un cas, la délivrance fut opérée tardivement. Depuis une dizaine d'années, cette malade, qui était d'une robuste constitution, est devenue valétudinaire; tiraillements aux plis de l'aine; douleur rachialgique; lancées utérines. État actuel : teint jaune-paille; anémie; nausées; douleurs lancinantes dans la région hypogastrique; perte très-abondante et en nappe depuis six semaines. Le toucher fait reconnaître une déformation complète du col, qui semble comme hérissé de tubercules fongueux; le corps est immobile et retenu par des adhérences. L'inspection par le spéculum fait voir le col élargi, fongueux, recouvert d'ulcérations irrégulières, à fond grisâtre, d'où s'écoule un fluide fétide, mal élaboré. En sortant l'instrument, une abondante métrorrhagie se déclare; des injections d'eau vinaigrée sont pratiquées.

Prescriptions (16 novembre). — Tisane de grande consoude aiguisée avec l'eau de rabel; potion avec l'ergotine; pilules de cynoglosse pour le soir.

Le 24 et le 25, même état; la métrorrhagie continue, mais avec moins d'abondance.

Le 26, des pilules n° 1, deux le matin et deux le soir; frictions avec la pommade de conicine.

Le 28, repos la nuit; six pilules. On augmente d'une par jour.

Le 14 décembre, la malade, prenant vingt pilules, éprouve une amélioration sensible; le visage se colore; l'hémorrhagie a cessé complétement. Continuation du même traitement. Nous n'avons rien à noter jusqu'à la fin du mois de décembre; la malade semble se régénérer chaque jour. L'examen des parties, pratiqué le 2 janvier, fait constater une amélioration locale proportionnelle à celle de l'état général.

Le 7, métrorrhagie, mais peu abondante.

Le 27, la malade se promène dans les cours. Suspension de traitement; ferrugineux; conserve de roses.

Le 2 février, la malade demande à sortir.

Nota. Cette malade, que nous n'avons pas perdue de vue depuis sa sortie de l'hôpital, a joui d'une santé satisfaisante jusqu'à la fin d'octobre. Elle a été reprise de nouvelles métrorrhagies provoquées par les fatigues et le travail excessif auquel elle s'est livrée. Nous l'avons engagée à rentrer dans notre service (novembre 1851). Nous venons de constater, par l'exploration la plus minutieuse, que l'utérus ainsi que son col sont sains; ce dernier, dont la cavité est entr'ouverte, est *un peu plus dur*. Les accidents actuels nous paraissent tenir à une congestion passive de l'utérus. Lors de sa première entrée, le col fut touché huit fois avec le baume de conicine.

Observation VIII. — *Squirrhe de la mamelle gauche, datant de quatre ans. Inefficacité des résolutifs ordinaires. Guérison en deux mois par les préparations de fruits de ciguë.*

Josèphe Michallet, domestique, âgée de quarante ans, habitant Villefranche (Rhône), se rend à l'Hôtel-Dieu dans l'intention d'être opérée. Ne pouvant obtenir un lit dans la salle des Femmes-Blessées, elle entre provisoirement dans notre salle le 15 novembre 1850. Cette malade, d'une assez bonne constitution, bien réglée, présente au sein gauche une tumeur très-dure, bosselée, siége de douleurs très-vives, lancinantes et presque continuelles. Cette tumeur, qui offre 8 centimètres dans son plus fort diamètre (horizontal), a mis quatre ans à se développer; depuis dix mois, elle est stationnaire. La cause en demeure inconnue à la malade, qui du reste jouit d'une bonne santé. Si elle désire avec ardeur d'être opérée, c'est pour reprendre l'usage du sommeil, dont elle est privée depuis plusieurs mois. Elle a employé pendant longtemps tous les résolutifs ordinaires, cataplasmes de ciguë, pommades iodurées, etc. Elle a pris également de la ciguë à l'intérieur.

Le 16, elle prend trois pilules du n° 1. On augmente d'une tous les jours jusqu'au 23, où elle en prend dix par jour. C'est à partir de ce moment qu'elle repose mieux la nuit; mais aucun changement n'est remarqué dans la tumeur.

Le 24, outre les dix pilules, elle pratique trois fois dans la journée des frictions avec le baume de conicine. Après trois jours de ces frictions, les douleurs lancinantes ont complétement disparu. Le même traitement (douze pilules) est continué jusqu'au 8 décembre. A cette époque, on remarque une diminution de cohésion dans la tumeur, qui semble se ramollir; mais son volume reste le même. Les pilules sont portées au nombre de seize. Le 18 décembre, la mensuration de la tumeur ne marque plus que 6 centimètres et demi; la malade accuse une sensation de chaleur à l'aisselle correspondante.

Le même traitement est continué comme ci-dessus jusqu'au 22 janvier, époque de la sortie de la malade, dont le sein était complétement reveau à l'état naturel. Nous l'engageons, par mesure de précaution, à faire usage pendant quelque temps, et à petites doses, des pilules qu'elle a prises dans son traitement.

Nota. La guérison de cette malade s'est maintenue. Le maître de cette fille, étonné d'une guérison si prompte, nous a écrit pour nous remercier et nous faire part de la bonne santé dont jouit actuellement sa domestique *.

* Cette personne recommandable nous écrivait ce qui suit (nous ne transcrivons ces lignes qu'à titre de renseignement et pour prouver que cette guérison étonna beaucoup ceux qui connaissaient cette malade et l'ancienneté de sa maladie) : « ..... Une cure aussi admirable sera votre récompense et doit être consignée dans les annales de l'art de guérir. Si vous le désirez, elle se rendra à Lyon. »

Observation IX. — *Tumeur squirrheuse du sein; engorgement des glandes axillaires correspondantes; affection datant de onze ans. Résolution complète obtenue à l'aide des préparations de fruits de ciguë.*

Louise Ébraz, fille domestique, âgée de vingt-neuf ans, née à Chap-de-Beaufort (Puy-de-Dôme), demeurant à Lyon, entre à la salle des Troisièmes-Femmes le 4 janvier 1851; elle est couchée au n° 132. Cette malade, d'un tempérament lymphatico-nerveux, d'une constitution médiocrement forte, est entrée à l'Hôtel-Dieu pour s'y faire traiter d'une bronchite accompagnée de symptômes fébriles, qu'elle a contractée depuis une huitaine de jours. En l'interrogeant sur ses précédents, elle nous montre au sein gauche une tumeur de la grosseur d'une petite pomme, siégeant au-dessus du mamelon; le reste de la glande est plus dur qu'à l'ordinaire. Outre cela, il existe sous le grand-pectoral et jusqu'à la partie supérieure de l'aisselle un chapelet de glandes très-douloureuses et de différents volumes. Après un traitement légèrement antiphlogistique et adoucissant, dirigé contre les symptômes existants du côté de la poitrine, nous administrons les préparations de conicine. Le 12, trois pilules; frictions sur la tumeur. Le 18, diminution des douleurs; la malade repose la nuit. Le 26, grande amélioration; les douleurs ont complétement disparu; la tumeur a diminué de volume, elle est moins dure. La malade prend à cette époque quatre pilules de 5 centigrammes de poudre.

Le 7 février, les tumeurs de l'aisselle sont imperceptibles. Continuation du traitement.

Le 2 mars, la malade sort de l'hôpital; les tumeurs avaient considérablement diminué de volume, mais n'étaient pas entièrement dissoutes. Elle continue chez elle l'usage des pilules et les frictions.

Nous la revoyons au bout d'un mois; elle était complétement guérie. Le 28 juillet 1851, nous avons pu constater que l'affection n'avait aucune tendance à reparaître. (Cette malade a été vue par MM. les docteurs Vidal fils, médecin des eaux d'Aix, Vernay, Servier, Victor Lambert.)

Nous pourrions consigner ici d'autres observations de tumeurs du sein guéries radicalement par la même méthode de traitement, mais nous craignons d'allonger ce mémoire déjà si étendu.

Nous possédons trois observations de tumeurs dites lymphatiques chez de jeunes personnes, et qui ont été dissoutes dans l'espace de trois semaines à un mois. Cette médication a échoué dans les deux circonstances suivantes : 1° dans les tumeurs enkystées du sein; 2° par l'impatience des malades.

Nous avons appliqué cette méthode de traitement à une malade de forte constitution, qui avait dans le sein droit plusieurs tumeurs dures et mobiles; elle en portait en outre deux autres dans la région sus-claviculaire, du même côté. Là, il était facile de reconnaitre que ces tumeurs se trouvaient enveloppées d'une coque presque fibro-cartilagineuse. Au bout de quatre mois de traitement, ces productions accidentelles n'avaient subi aucune diminution dans leur volume; seulement les douleurs qu'elles produisaient s'étaient considérablement amendées. L'impatience des malades nuit en général aux effets qu'on pourrait atteindre par le traitement médical du cancer. Depuis surtout l'application bienfaisante des procédés anesthésiques, les malades redoutent moins les chances d'une opération; ils préfèrent un procédé qui les délivre promptement des effets d'un mal à une médication agissant insensiblement et avec lenteur. Il nous est arrivé souvent d'entreprendre le traitement médical d'un squirrhe du sein et d'obtenir au bout d'un mois une légère diminution de la tumeur; mais cela n'était point suffisant pour encourager les malades à une plus longue persévérance, et elles nous demandaient à passer dans les salles de chirurgie. Parmi ces cas, il en est beaucoup que nous eussions vaincus peut-être au bout de deux ou trois mois de plus de traitement.

OBSERVATION X. — *Cancer du sein droit; tumeur de 11 centimètres dans son plus grand diamètre, près de s'ulcérer. Traitement pendant cinq mois consécutifs; diminution de la tumeur; amélioration de l'état général. Sortie prématurée.*

Pierrette Moise, âgée de cinquante-six ans, habitant Chalamont (Ain), entre le 5 juin 1851 dans notre service. Cette malade, venue à Lyon dans l'intention de s'y faire opérer, consent à subir un traitement médical pendant quelque temps. Elle est d'une assez forte constitution, a eu quatre enfants et en a nourri cinq autres. Elle s'est toujours bien portée, à part deux fièvres intermittentes qu'elle contracta dans son pays il y a plusieurs années. Ses règles se sont supprimées il y a une dizaine d'années, et elle ne fut aucunement malade à cette époque. Elle fit, il y a quatre mois, une chute sur le sein droit, qui a déterminé l'affection pour laquelle elle demande des soins. Des douleurs lancinantes sont survenues, puis une induration de toute la mamelle. L'affection a pris, en peu de temps, un accroissement rapide. Il existe aujourd'hui une tumeur de forme presque carrée, de 11 centimètres d'étendue transversalement et de 9 verticalement. Deux bosselures violacées se détachent de la tumeur principale; le mamelon qui se trouve dans leur intervalle est rétracté et presque imperceptible. La peau qui recouvre ces bosselures est amincie; on voit que l'ulcération est imminente: depuis deux mois, les douleurs lancinantes sont intolérables; il y a de l'insomnie et de l'émaciation; la teinte jaune-paille des téguments du visage atteste un commencement de diathèse. Les fonctions digestives et respiratoires n'offrent rien de particulier.

Le 6 juin, le traitement par les frictions et les pilules est commencé (cinq pilules nº 1). Tisane de saponaire.

Les frictions sont pratiquées sous l'aisselle et sous le muscle grand-pectoral, où existent des tumeurs squirrheuses du volume d'un petit œuf de pigeon.

Le 16 juin, la malade prend douze pilules et éprouve un soulagement marqué dans ses douleurs ; elle repose la nuit.

Le 2 juillet, la malade ne souffre presque plus. La tumeur principale marque un centimètre de moins, soit 10 centimètres transversalement. Quatre pilules n° 2 ; frictions trois fois par jour.

Le 8, coliques. Cinq pilules. Les glandes de l'aisselle sont ramollies.

A la fin de juillet, les pilules étaient portées au nom bre de sept par jour. Les tumeurs de l'aisselle et du muscle grand-pectoral avaient disparu ; la tumeur principale semblait s'isoler du reste de l'organisme.

C'est à partir de ce moment qu'un changement complet survient dans l'ensemble de l'économie de cette femme ; son teint est naturel et indique la santé. Nous eûmes un instant l'espoir de triompher totalement de l'affection.

Au 15 août, les pilules étaient portées au nombre de huit. L'amélioration est des plus manifestes. MM. les docteurs Vernay, P. Delorme, Chappet, Salevert de Fayolle, etc., qui ont vu cette malade lors de son entrée, constatent avec nous cette révolution profonde dans son organisme. En la voyant, il serait impossible de penser qu'elle porte une tumeur cancéreuse. Celle-ci a diminué encore de volume ; ses tubercules se sont affaissés; elle n'est le siége d'aucune douleur. On donne les trois quarts de l'alimentation. Mêmes prescriptions durant le milieu et la fin du mois d'août. Rien de particulier à constater.

Au 1er septembre, les pilules sont portées à dix par jour. La tumeur se ride; il se forme à l'entour du mamelon un petite fissure un peu douloureuse, siége d'un léger suintement. On fait sur ce point des onctions avec l'huile verte de ciguë, dont nous avons une petite quantité à notre disposition.

Le 11, la malade éprouve des tremblements des membres supérieurs; elle est agitée la nuit. Les pilules sont abaissées à huit. Les symptômes cessent le surlendemain.

Le 25, cette femme, qui dit jouir d'une santé parfaite, demande à quitter l'hôpital. La tumeur du sein, mesurée à cette époque, donne 8 centimètres transversalement et 6 1/2 verticalement; sa base se rétrécit et s'arrondit davantage. Dans cet état de choses, nous insistons auprès de la femme Moise pour qu'elle séjourne encore un mois à l'Hôtel-Dieu; elle s'y décide.

Le traitement est poursuivi de la même manière pendant tout le mois d'octobre. Le 10, la tumeur en était au même point.

Le 15, frictions quatre fois par jour; onze pilules.

Le 25, la tumeur mesurée donne 7 centimètres transversalement, 6 et 20 millimètres verticalement. L'état général est aussi satisfaisant que possible. Nous engageons la malade à rester encore pour obtenir une diminution. Nous lui laissons entrevoir que si la tumeur ne se résout pas complétement, il sera plus facile de l'opérer, et que les suites de l'opération, vu le traitement qu'elle a suivi, ne seront pas à redouter. Elle nous répond qu'elle est sûre de guérir chez elle en prenant les mêmes remèdes. Elle sort le 30 octobre, après avoir fait une provision de médicaments.

Observation XI. — *Tumeur squirrheuse de la mamelle gauche, de la grosseur d'un œuf de poule. Guérison au bout d'un mois.*

Marie Sagnet, journalière de Saint-Péray (Ardèche), entre, le 14 novembre 1851, dans la salle des Troisièmes-Femmes, n° 136. Cette malade, âgée de quarante-cinq ans, encore bien réglée, d'une constitution forte, d'un tempérament bilioso-nerveux, porte au sein gauche une tumeur du volume d'un œuf de poule, située à trois doigts environ au-dessus du mamelon. Elle est irrégulière ; sa base est d'une dureté pierreuse, et produit peu de relief sur les parties voisines. Elle est parfois le siége de douleurs brûlantes et que la malade compare à des coups d'aiguille. Ces crises douloureuses sont de courte durée, mais elles reviennent souvent. Il y a un an et demi que cette femme s'aperçut de l'existence de cette tumeur ; ce fut le hasard et non la douleur qui la lui révéla. Elle était à cette époque du volume d'une noisette. C'est depuis le mois dernier qu'elle a pris de l'accroissement. Elle a été soumise pendant quelques mois, dans son pays, à un traitement tout local, consistant en frictions iodurées et cicutées ; elle a pris, de plus, pendant longtemps des purgatifs. Tout cela a été infructueux. Les médecins lui ayant conseillé l'ablation de la tumeur, elle se rendit dans cette intention à l'Hôtel-Dieu de Lyon.

Le 18, deux pilules de 5 centigrammes, une le matin et l'autre le soir ; frictions, deux fois par jour avec la pommade.

Le 24, elle prend six pilules dans la journée. Les douleurs sont calmées, la tumeur a moins de consistance.

Le 27, la tumeur semble se fendre dans le milieu.

Les jours suivants, la malade ayant éprouvé quelques coliques, les pilules, du nombre de dix par jour, sont abaissées à cinq. Les frictions sont faites trois fois.

Dès les premiers jours de décembre, on constate un progrès sensible vers la résolution. Le 10, les pilules sont portées à onze. Démangeaisons considérables dans le sein et le long du creux de l'aisselle. Le 12, il ne reste plus qu'un petit noyau induré. La malade demande à sortir le 18 ; le sein est revenu à son état naturel. (Observation prise par M. Lardet, interne du service.)

Cette observation est celle dans laquelle les effets thérapeutiques se sont le plus promptement manifestés. Nous n'en exceptons pas même les tumeurs dites *lym-*

phatiques du sein chez les jeunes personnes, tumeurs qui sont arrondies et un peu molles. Dans ces cas, les plus simples, le traitement avait duré davantage.

Nota. La médication chez cette femme n'ayant pas été suffisamment prolongée, il nous restait quelque défiance touchant la solidité de la guérison. Aussi l'engageâmes-nous fortement, lors de son départ, à revenir se soumettre à un nouveau traitement, si elle éprouvait la moindre récidive, soit par rapport aux douleurs, soit par rapport à l'engorgement du sein. C'est ce qu'elle a fait ; ressentant de nouvelles lancées, elle est revenue se soumettre à nos soins et est rentrée dans notre service. Il n'existe actuellement qu'une petite tumeur formée par deux ou trois lobules hypertrophiés et douloureux de la glande mammaire ; elle est du volume de trois haricots. Les frictions ont déjà fait cesser la douleur, et nous ne mettons point en doute que la résolution de ce nouvel engorgement, sans aucun rapport de gravité avec celui qui a précédé, ne soit promptement obtenue.

Nous allons présenter l'histoire d'un cas réfractaire, dans lequel le praticien, voyant dès le début la maladie rester stationnaire, eût pu justement se décourager ; mais la persévérance de la malade aidant, une modification profonde finit par être imprimée à la production pathologique, et aujourd'hui elle se trouve en pleine voie de résolution.

Une blanchisseuse âgée de trente-cinq ans, veuve, ayant deux enfants, nous est adressée par notre savant confrère et ami, M. Barrier, chirurgien en chef de l'Hôtel-Dieu. Cette malade entre dans notre service le 13 décembre 1851. Elle est d'une assez bonne constitution, et porte au sein droit une tumeur que M. le docteur Barrier a jugée être de nature fibreuse.

Cette malade, ayant reçu un coup sur le sein droit il y a deux ans, en fut quitte pour quelques douleurs; mais plus tard étant tombée sur ce même sein, il se forma, dans l'espace de huit jours, une tumeur assez volumineuse pour faire saillie sous la peau. Cette tumeur, qui date d'un an et qui est située au-dessus du mamelon, à la circonférence de la glande mammaire, offre actuellement trois centimètres de diamètre vertical et cinq centimètres de diamètre transversal. Elle est dure, d'une consistance fibreuse, uniforme, offran une surface non mamelonnée, sans adhérence à la peau, tenant fortement par sa base aux tissus sous-jacents. Elle est le siége de douleurs lancinantes, sans irradiation dans l'aisselle. La peau n'est point altérée dans sa texture ni dans sa couleur.

Le 15, trois pilules de conicine n° 5, frictions sur la tumeur avec la pommade. Quelques coliques, maux de tête.

Le 18, elle est arrivée à sept pilules. Sauf les douleurs, qui sont calmées, aucun changement n'est survenu dans la tumeur.

Le 19, huit pilules; frictions quatre fois par jour, et prolongées jusque dans le creux de l'aisselle. Coliques, dévoiement.

Le 20, cessation des pilules; les frictions sont continuées.

A la fin de décembre, la malade ne souffrait plus, mais la tumeur avait à peine diminué de consistance. Cette femme, pleine de confiance, demande à nous suivre dans notre nouveau service. Pendant tout le mois de janvier, le même traitement est continué; les pilules sont reprises à la dose de quatre. Le 24, la tumeur avait diminué d'un tiers. On ajoute à son traitement de grands bains journaliers. A dater de ce moment, la résolution se manifeste de plus en plus.

Actuellement (21 février) la tumeur, qui n'offre plus que 2 centimètres dans tous les sens, est molle, fendue dans son centre, et tout fait espérer une guérison prochaine.

Il est plusieurs autres faits intéressants, tirés de notre pratique particulière, que nous pourrions citer; mais comme la plupart sont actuellement en traitement, nous ne pouvons en mentionner que quelques circonstances.

Nous donnons actuellement des soins à une demoiselle âgée de quarante-quatre ans, qui porte dans la région ovarique droite une tumeur très-volumineuse, siége de douleurs lancinantes et cause de gêne pour la marche. Depuis trois mois qu'elle est en traitement, les douleurs ont disparu, la tumeur a diminué d'un bon tiers; la malade peut se livrer à une marche modérée. Si, comme nous l'espérons, nous obtenons dans ce cas, dont la nature a été jugée d'une manière très-défavorable par quelques-uns de nos confrères, une amélioration plus prononcée, ce sera un des plus beaux triomphes de la méthode nouvelle que nous préconisons.

Une religieuse d'un couvent des environs de cette ville portait depuis plusieurs années une tumeur ovoïde bosselée, siége de douleurs vives s'irradiant jusque sous l'aisselle, où d'autres tumeurs s'apercevaient. Elle est soumise au traitement par les préparations de conicine; les douleurs se calment au bout de quelques jours, et voici ce que nous écrivait la supérieure du couvent :

« Notre malade n'a qu'à se louer de votre traitement; elle est bien mieux, et, rien qu'à la voir, on remarque une différence visible. »

Nous nous bornons à donner ces quelques détails, à titre de documents, et en faisant toutes nos réserves pour l'avenir.

CHAPITRE VI.

RÉSUMÉ ET CONCLUSIONS ; MODES D'ADMINISTRATION ET D'APPLICATION ; DOSES ; RÉGIME A SUIVRE.

Il nous paraît démontré, d'après tout ce qui précède, que les médicaments nouveaux que nous proposons possèdent une action résolutive des plus énergiques ; que leur propriété semble avoir pour effet de décomposer les engorgements et de les dissoudre. Leur activité thérapeutique, envisagée particulièrement sous le rapport de l'usage externe comme topique, est bien supérieure à ce que nous connaissons de la puissance des autres agents médicamenteux dits *fondants* et *résolutifs*. Mais, là, ne se borne pas la sphère d'action de la substance tirée des fruits du *conium maculatum*. La concentration du principe actif de la plante dans cette partie, semble avoir pour effet de combattre cette diathèse terrible qui crée au sein des tissus des métamorphoses, des organes parasites, doués de propriétés destructives. Les observations qui précèdent mettent en lumière ce point capital de la thérapeutique, et engageront, c'est notre espérance, les praticiens les plus prévenus à expérimenter eux-mêmes cette médication. Quoique, dans notre avant-dernière observation, le microscope ne nous ait pas révélé le blastème cancéreux, la cellule pathognomonique de l'affection, celle-ci néanmoins y apparait avec tous ses signes irrécusables : bosselures violacées près de se rompre, adhérences, chapelets de ganglions durs et douloureux s'irradiant jusque sous l'aisselle, lancées atroces rayonnant de tous les points de la tumeur, etc. Lorsque cette malade a été admise dans notre service, l'ulcération était imminente ; il a été visible pour nous et pour plusieurs médecins que les remèdes employés ont dominé le mal, ont imprimé un temps d'arrêt à sa marche envahissante et désorganisatrice. La tumeur est devenue comme un corps étranger isolé du sein de l'organisme ; l'amélioration de l'état général démontrait que la lésion locale n'était plus pour l'ensemble du système un foyer d'infection, et d'une autre part la diminution incessante de la production morbide attestait que celle-ci ne puisait plus dans l'économie ses conditions d'accroissement. C'est là, nous le pensons, l'interprétation légitime de ce fait clinique ; il ne faut point y voir une guérison complète, mais un spécimen de ce que peut la ciguë amenée à sa plus haute puissance d'effets curatifs contre l'affection cancéreuse en général. Il en est de même d'une autre malade atteinte d'une tumeur cancéreuse de la matrice et qui est actuellement en traitement. Chez cette dernière, dès le premier mois du traitement, l'état général s'est amélioré d'une manière rapide. Cette femme, affaiblie par des pertes incessantes, amaigrie, a repris des forces et de l'embonpoint.

Sans donc nous faire une trop grande illusion, nous pensons être parvenu à un progrès pour le traitement médical des affections cancéreuses, à instituer contre elles une thérapeutique rationnelle que le temps et de nouvelles observations tendront à perfectionner. Un point capital de cette nouvelle méthode, c'est, dans tous les cas présentant de la gravité, d'employer simultanément la conicine à l'intérieur et à l'extérieur : il faut circonvenir l'affection diathésique par le plus de voies possibles : ainsi, pour les tumeurs malignes (*malignant tumours*), frictions et pilules à l'intérieur pendant un temps indéterminé.

Le traitement des affections cancéreuses de la matrice devient plus compliqué que celui des simples tumeurs, mais il repose sur les mêmes fondements. Voici la manière dont nous procédons : S'il y a des douleurs excessives, si la sensibilité est trop exagérée, nous faisons pratiquer matin et soir des injections selon la formule que nous avons donnée plus haut ; il est rare de ne point obtenir d'amendement. En même temps la malade prend des pilules n°2, une le matin et une le soir, en augmentant d'une tous les deux jours jusqu'à dix ou douze. Le baume de conicine joue un rôle très-important et est appliqué de deux manières : 1° en frictions à la région ovarique et au pli de l'aine ; 2° localement, en introduisant, au moyen du spéculum, des bourdonnets de charpie enduits de la pommade. Il est bon de les laisser à demeure en retirant doucement le spéculum, tandis qu'avec une tige on refoule les plumasseaux. S'il existe une ulcération trop large, on se bornera seulement à l'enduire légèrement avec le baume. Dans tous les cas, ce mode de pansement ne peut être employé que rarement, deux ou trois fois par semaine au plus ; une absorption trop considérable de la substance, soit par les surfaces ulcérées, soit par le vagin, serait à craindre. Dans l'intervalle, on se trouvera bien de pratiquer des cautérisations, soit avec le *chlorure d'or*, soit avec l'*acide malique*. Ces caustiques nous ont paru être les meilleurs pour les plaies de mauvaise nature.

En commençant par les pilules n° 1, on en prendra d'abord une le matin et une autre le soir. On augmentera d'une chaque jour jusqu'à huit, dix, douze, quatorze, seize, dix-huit, vingt. Lorsqu'on sera arrivé à ce chiffre, il sera plus commode de prendre les pilules n° 2, la tolérance du remède ayant lieu. On commencera par une le matin, une à midi et une autre le soir. On les élèvera successivement jusqu'à quatre, cinq, six, sept, huit *.

* Nous ne dépassons pas ordinairement la dose de 10 pilules par jour du n° 2. Nous dirons seulement qu'une de nos malades, en habitant un endroit éloigné, en prit pendant quelque temps et à notre insu 16 par jour, sans qu'elle ait éprouvé de mauvais effet. C'était une grave im-

Les effets physiologiques que nous avons observés sont de trois sortes : 1° céphalalgie, lourdeur de la tête ; 2° coliques; 3° tremblement léger de tout le corps et surtout des membres supérieurs. Nous n'avons observé que deux fois ce dernier phénomène chez des malades qui étaient arrivés à prendre six à huit pilules du n° 2 ; il dénote pour nous le premier indice de l'intoxication, et il est prudent alors d'abaisser la dose de plusieurs pilules, sauf à remonter ensuite. La céphalalgie et les coliques sont des symptômes plus fréquemment observés, surtout dès les premières doses du médicament, lorsqu'on en est arrivé à la dose de huit à dix pilules du n° 1. La céphalalgie est gravative ; les coliques sont souvent accompagnées de diarrhée et d'envie fréquente d'uriner. Ces symptômes ne nous ont jamais paru assez graves pour enrayer la marche ascendante du traitement ; les malades finissent par s'accoutumer au médicament, et arrivés à prendre quinze à vingt pilules du n° 1 ou quatre du n° 2, ils n'éprouvent plus aucun de ces symptômes.

Nous n'avons pas besoin d'ajouter que l'application de cette méthode est subordonnée à la loi d'opportunité thérapeutique, loi trop méconnue de nos jours, et dont l'ignorance a jeté tant de discrédit sur les résultats de la thérapeutique. On ne l'appliquera point à des sujets

prudence. D'un autre côté, notre honorable confrère, M. le docteur Barrier, nous a dit n'avoir pu encore dépasser le nombre de 4 pilules. A une plus forte dose, survenaient des phénomènes gastralgiques.

trop âgés, à ceux qui présentent les symptômes de la cachexie. Lorsque l'économie entière est infectée, que des tumeurs secondaires se forment, que l'anasarque et la fièvre hectique surviennent, toute médication qui franchit le degré d'énergie de celle dite palliative a des résultats fâcheux ou tout au moins négatifs. Un agent thérapeutique doué de quelque énergie imprime un mouvement, une secousse à l'économie; celle-ci, dans ces circonstances, se trouvant sur le penchant de sa ruine, s'y précipite infailliblement. Le médicament est le coup de marteau donné pour réparer un édifice lézardé. Nous nous sommes assuré, en appliquant cette médication à des affections cancéreuses trop avancées de la matrice, dans les cas où cet organe était converti en une masse de clapiers fétides, où les symptômes de la cachexie étaient parvenus à leur *summum*, que cette médication échouait complétement. Dans un cas de carcinôme de l'estomac, l'ingestion des pilules nous a paru exaspérer les douleurs; aussi avons-nous dû y renoncer. Il y avait probablement chez ce sujet une ulcération du ventricule, sur laquelle le médicament digéré produisait une stimulation fâcheuse. A part ce fait, nous avons toujours reconnu que les préparations de conicine avaient la propriété d'apaiser les douleurs, alors même qu'elles demeuraient impuissantes contre la marche de la maladie. Chez une malade atteinte d'un cancer utérin ulcéré (forme tubéreuse de Dugès et Boivin) et arrivé à une période avancée, nous eûmes la consolation d'adoucir les douleurs intolárables qui lui arrachaient des cris aigus, et contre lesquelles la belladone, la morphine et le datura avaient échoué *.

Une application importante de cette nouvelle médication se rencontrera à la suite des opérations chirurgicales. Celles-ci, nous n'en doutons point, auront des résultats plus fructueux, lorsqu'après l'ablation des tumeurs, les malades seront soumis pendant quelque temps à l'usage intérieur des préparations de fruits de ciguë. L'ablation d'une tumeur cancéreuse enlève une condition à la propagation locale de la maladie, à l'*infection par irradiation*, fait sur lequel les recherches récentes de M. Lébert ont jeté tant de lumières ; mais après cela la diathèse persiste. Or, c'est contre cette tendance générale et désastreuse de l'économie qu'on ne saurait trop lutter d'une manière énergique et patiente. Outre l'usage intérieur des préparations de conicine, nous recommandons comme une salutaire pratique, après l'ablation des tumeurs du sein, des frictions sous l'aisselle du même côté avec la pommade dont nous avons donné la composition.

Du reste, ce ne sera qu'avec le temps et en ne perdant pas de vue les malades qu'on a opérés et soumis après à la médication, qu'on pourra s'édifier complétement sur la valeur de la méthode.

Dans les affections graves du rectum, qui sont si

* Notre honorable ami et collègue, le docteur Bouchacourt, nous a dit avoir constaté également dans sa pratique les effets franchement calmants des préparations internes de fruits de ciguë.

douloureuses, et contre lesquelles échouent les suppositoires opiacés et belladonisés, on trouvera dans le baume de conicine une ressource précieuse. Déjà plusieurs fois nous-même sommes parvenu à changer la position déplorable de certains malades en leur introduisant de temps à autre des mèches de charpie enduites de cette pommade. Le docteur Victor Lambert nous a dit avoir obtenu des effets signalés de ce mode de traitement dans un cas de cancer du rectum. M. le docteur Rapou fils aurait eu également à s'en louer dans des cas analogues.

Si quelques praticiens recommandables ont préconisé l'extrait de ciguë comme un bon moyen sédatif dans l'affection convulsive de la coqueluche, si Odier de Genève, entre autres, assure en avoir recueilli beaucoup d'avantages pour modérer les accès et abréger le cours de la maladie, il n'est pas douteux que la poudre de fruits de ciguë, riche en alcaloïde, ne soit pour le moins aussi puissante dans ce cas. Nous nous proposons du reste, lorsque l'occasion s'en présentera, de mettre à profit cette donnée.

Nous avons dû rechercher si cette médication comportait l'usage d'un régime particulier, si certains modes d'alimentation pouvaient nuire au traitement, si, en outre, il était convenable de lui adjoindre l'usage d'autres remèdes, tels que tisanes, etc. Touchant le premier point, nous n'avons rien trouvé de bien spécial; un régime substantiel, analeptique, des repas pris avec modération et régularité, tels enfin qu'ils conviennent dans les affections chroniques en général, sont ce qui nous a paru de meilleur. Toutefois les substances astringentes et acides nous ont semblé, eu égard à nos observations et à nos expériences, devoir être rejetées du régime alimentaire ; ainsi, pendant le cours du traitement, il sera essentiel que les malades se privent des substances qui auraient ces propriétés (on se souvient que plus haut nous avons reconnu que les acides retenaient la conicine). Quant aux autres préparations pharmaceutiques, on peut voir, dans le cours de nos observations, combien nous avons été sobre dans l'adjonction à la conicine d'autres médicaments; elle nous a paru posséder des propriétés suffisamment actives pour que son administration fût isolée. Peut-être se trouverait-on bien d'associer la tisane de salsepareille au traitement que nous proposons. Des observations récentes tendraient à démontrer que cette plante ne serait pas dépourvue de certaines propriétés bienfaisantes contre le cancer *. Les doit-elle à l'iodure de potassium qu'elle renferme, selon la découverte que l'un de nous (M. Guilliermond) en a faite?

Parmi les moyens accessoires propres à accélérer la résolution des tumeurs, les grands bains nous ont paru offrir une ressource qu'on ne doit pas négliger. Outre leur effet particulier sur les fonctions de la peau,

* Note sur l'emploi de la salsepareille dans le cancer, par le docteur Foltz, publiée dans la *Gazette médicale de Lyon*, n° du 31 août 1851.

ils agissent localement sur la production pathologique, facilitent la désagrégation de ses éléments. Le résultat devient plus sensible si les malades ont la précaution de pétrir doucement la tumeur, de la malaxer. Le plus souvent les bains sont simples ; mais quelquefois il est bon d'augmenter leur action résolutive en y ajoutant soit du bicarbonate de soude, soit du sulfure de potassium avec la colle de Flandre.

Il est une autre espèce de bains médicamenteux, applicables dans ces circonstances, et que nous voyons avec peine tomber en désuétude ; nous voulons parler des bains de ciguë. Des médecins du siècle dernier, Hoffmann et Collin entre autres, ont publié des observations de cancers guéris par cette seule médication. Un grand bain, dans lequel on jette 12 à 15 poignées de plante fraîche, et qu'on prend une ou deux fois par semaine, constitue un mode de médication propre à activer les mutations importantes qu'on veut produire. Nous pensons qu'ils doivent faire désormais partie des moyens constitutifs du traitement médical du cancer.

Il arrive assez souvent qu'un engorgement réfractaire, une tumeur, après avoir fait quelques progrès vers la résolution dès le début du traitement, demeure ensuite stationnaire. C'est dans ce cas qu'une révulsion modérée sur le tube digestif, au moyen de quelques purgations salines (eau magnésienne, citrate de magnésie, etc.), imprime à la maladie un nouvel essor vers la résolution. L'emploi fréquent des purgatifs rentre d'ailleurs dans le traitement rationnel et méthodique de certaines maladies chroniques.

En traitant plus haut de l'extraction de la conicine, nous avons dit un mot d'une huile verte très-épaisse, que l'eau laisse indissoute et qui est entièrement soluble dans l'éther; c'est véritablement l'huile de ciguë. Quoique cette substance n'entre aucunement dans les préparations de conicine, il est essentiel de la recueillir, car elle peut jouer un rôle utile dans quelques circonstances. Nous l'employons comme topique sur certaines ulcérations très-douloureuses, et l'expérience nous a démontré plusieurs fois qu'elle amenait une sédation marquée. Il suffit d'en enduire un pinceau et de le promener légèrement sur la surface malade.

FIN.

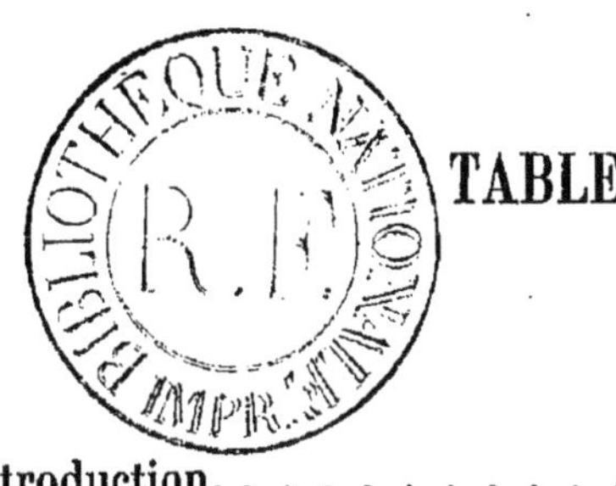

TABLE.

CHAPITRE V.

OBSERVATIONS PARTICULIÈRES.

CHAPITRE VI.

Erratum. — P. 19, lign. 19. Plus de cinq centigr. de sel, lisez : 50 *centigr.*

www.ingramcontent.com/pod-product-compliance
Ingram Content Group UK Ltd.
Pitfield, Milton Keynes, MK11 3LW, UK
UKHW020237220726
13923UKWH00002B/700